I0511066

Guía de Cuidados a Ostomizados

EDITOR: *Diego Molina Ruiz*

Copyright © 2017 Diego Molina Ruiz

Edita: Molina Moreno Editores molina.moreno.editores@gmail.com

Tapa blanda, Nº páginas 115. Diseño de portada: Diego Molina Ruiz

Título de la obra: Guía de Cuidados a Ostomizados

Guía número 8

Serie: Notas sobre el cuidado de Heridas

Primera edición: 06/06/2017

Autoría:

Autora: Sandra Olivera Domínguez

Diego Molina Ruiz Ed.

All rights reserved / Todos los derechos reservados

ISBN-10: 1548047732
ISBN-13: 978-1548047733

Edición impresa en papel y ebook disponible en:
www.amazon.com y www.amazon.es

:

TÍTULO DE LA OBRA:

GUÍA DE CUIDADOS A OSTOMIZADOS

GUÍA NÚMERO 8

SERIE: NOTAS SOBRE EL CUIDADO DE HERIDAS

AUTORA:

SANDRA OLIVERA DOMÍNGUEZ

EDITOR: *Diego Molina Ruiz*

PRESENTACIÓN

La rápida evolución que en los últimos años han experimentado los conocimientos científicos, los medios técnicos, el desarrollo farmacológico y el propio sistema de salud se evidencia en la práctica clínica diaria. Ésta práctica comprende un conjunto de actividades que buscan responder a la necesidad de revelar, diagnosticar o examinar lesiones con fines clínicos o de investigación. En base a ello, los profesionales de la salud, desplegamos toda una actividad curativa o paliativa utilizando para ello técnicas y procedimientos propios.

La referencia a los cuidados está presente en todo el recorrido de la obra. Destaca ante todo que es una compilación centrada en los cuidados. El lector puede comprobar gratamente, que junto a un catálogo de variadas técnicas articuladas de manera concisa y completa, contiene actividades derivadas del cuidado, enunciadas con una terminología propia y entendible. Además de una exhaustiva y pormenorizada descripción de las técnicas imprescindibles, quien se acerque a sus páginas va a encontrar los elementos más reconocibles de cuidar en distintos lugares tanto en un ambiente clínico como en el domicilio del paciente. En este aspecto, en el texto se recupera la visión centrada en el paciente y no tanto hacia la técnica.

Por otra parte, se trata de una obra colectiva que ha conseguido reunir a un destacado grupo de profesionales. Esta acertada mistura de autores aporta un profundo saber práctico y actualizado, muy útil para la clínica, que es la que caracteriza a la cultura del cuidado. Si bien, cuidar de un modo excelente no es un acto o conjunto de acciones que se puedan improvisar o protocolizar. Es necesaria la individualidad, la especificidad del cuidado, que deben ir más allá de la técnica.

La obra completa denominada "Notas sobre el cuidado de heridas" se compone de 15 guías, de las cuales las 14 primeras tratan de manera específica distintos temas como son: Los distintos tipos de Heridas, Quemaduras, Lesiones cutáneas, los Cuidados tanto de Ostomías como de Traqueotomías, las diferentes tipos de Úlceras, y el Pie Diabético. Y por último la número 15 es una Guía Resumen o Compendio que recoge o engloba a las 14 anteriores.

Para terminar, es importante para mí el agradecer a todos los componentes de éste ambicioso Proyecto Editorial todo el esfuerzo que han realizado, desde el estudio pormenorizado de los temas, conciso y conforme a los más recientes hallazgos de la investigación y tecnología, hasta las pautas éticas, poniendo a disposición de la sociedad en general, lo que pueda ser un referente necesario de práctica clínica en el cuidado avanzado de Heridas.

Diego Molina Ruiz

EDITOR: *Diego Molina Ruiz*

DEDICATORIA

La presente Guía en particular y la colección "Notas sobre el Cuidado de Heridas" a la que pertenece, en general, van dedicados a todas las personas que padecen alguna de las lesiones que aquí se tratan. A las personas que las cuidan, sean familiares, profesionales o amigos. Y también a todas las personas interesadas en conocer o practicar todo el saber que su lectura ofrece.

¡Salud y Ánimo!

Diego Molina Ruiz

EDITOR: *Diego Molina Ruiz*

CONTENIDOS

AGRADECIMIENTOS

A todo el elenco de autores que han hecho posible la elaboración de la presente guía y en su conjunto toda la colección que forman la serie denominada "Notas sobre el Cuidado de Heridas". Un equipo de profesionales que destacan por su incansable interés por la innovación basada en la evidencia. El conocimiento apoyado por la investigación y la experimentación de prácticas clínicas que conforman la experiencia del trabajo diario. Con la observación y recogida de las anotaciones necesarias para ser plasmadas y compartidas a través los textos incluidos en ésta obra.

1 INTRODUCCIÓN

La elaboración de esta guía, tiene como objetivo actualizar y reforzar los conocimientos de aquellos profesionales del equipo multidisciplinar que trabajan diariamente con pacientes que se ven sometidos a ostomías, además, también pretende ayudar en el aprendizaje de los profesionales que tratan por primera vez con este tipo de pacientes, para que realicen sus cuidados de la mejor manera posible, siguiendo la mejor evidencia científica.

Para lograrlo, en el desarrollo de esta guía, se realizarán definiciones de los conceptos claves, se hará un recordatorio de la anatomía y fisiología de los aparatos y sistemas susceptibles de realizarle una ostomía, se explicará en qué consiste este tipo de técnica, por qué se realiza, los cuidados necesarios a estos pacientes, así como pautas para educar al paciente en todo el proceso al que se enfrenta tras la realización de una ostomía. De esta manera, la enfermera podrá aplicar unos cuidados de calidad.

También se hará hincapié en la importancia de realizar un abordaje bio-psico-social por parte del equipo multidisciplinar del paciente portador de una ostomía, ya que este tipo de procedimiento conlleva un fuerte impacto para él y su familia en todos los ámbitos de su vida, por lo que se hace indispensable un abordaje integral del mismo, que minimice este impacto y facilite la adaptación y aceptación de la nueva situación.

2 CONCEPTOS

Antes de comenzar con el desarrollo de esta guía definiremos el concepto de ostomías, su clasificación y también realizaremos un recuerdo anatomofisiológico de los principales aparatos y sistemas susceptibles de realizarles una ostomía.

Una ostomía es una apertura que se realiza mediante una intervención quirúrgica, en la cual se exterioriza una víscera, para así crear una comunicación entre dos órganos o entre un órgano y la pared abdominal. Esta apertura puede ser temporal o definitiva y también clasificarse en diferentes tipos según su función[1].

La palabra estoma, significa boca o apertura, y es la abertura formada a través de la intervención quirúrgica y se localiza en un punto diferente al orificio natural[1,2].

2.1. CLASIFICACIÓN DE LAS OSTOMIAS.

Las ostomías pueden clasificarse siguiendo diferentes criterios:

- Según su función:
- Estomas de ventilación: Se suele colocar a nivel de la tráquea y su finalidad es mantener permeable la vía aérea para poder realizar correctamente la ventilación[3].
- Estomas de nutrición: Son una vía de alimentación abierta a través de una sonda en el aparato digestivo[3].
- Estomas de eliminación: Se crea una salida para el contenido digestivo o urinario[1].

- Según el tiempo que permanecen en el paciente:
- Temporales: Son aquellas que, una vez se ha resuelto el problema que originó su realización, se puede restablecer la función normal[1].
- Definitivos: Son aquellas que, por amputación del órgano o por cierre del mismo, no existe solución de continuidad y no se puede restablecer su función normal[1].

- Según el órgano implicado:

- Ostomías digestivas:
  - o Colostomía: Es la exteriorización del colon a través de la pared abdominal, abocándolo a la piel creando una salida artificial al contenido fecal[2].
  - o Ileostomía: Es la exteriorización del íleon a la pared abdominal a un estoma para la salida de contenido fecal[2].
  - o Gastrostomía: Apertura en la mucosa gástrica en la pared abdominal, para alimentar al paciente.
- Urostomía: Es la comunicación del aparato urinario con el exterior a través de los uréteres, bien directamente o a través del íleon[2].
- Traqueostomías: Apertura de la vía aérea para asegurar la ventilación.

En esta guía vamos a abordar las ostomías de eliminación, tanto digestiva como urinaria, la ostomía gástrica de nutrición y la de ventilación o traqueostomía. Para ello, realizaremos un recuerdo anatomofisiológico de los órganos involucrados: el aparato digestivo, el aparato urinario y el respiratorio, pues es en ellos donde se practica este tipo de técnica.

2.2. RECUERDO ANATOMOFISIOLÓGICO APARATO DIGESTIVO.

El aparato digestivo está formado por el tracto gastrointestinal y los órganos accesorios que intervienen en la digestión[4].

El tracto gastrointestinal, también llamado tubo digestivo comprende la boca, faringe, esófago, estómago, intestino delgado e intestino grueso[4].

Los órganos accesorios son los dientes, la lengua, las glándulas salivales, el hígado, la vesícula biliar y el páncreas[4].

Las funciones del aparato digestivo son la ingestión de alimentos, la secreción de sustancias que ayuden a la degradación de los mismos, la mezcla de los alimentos con las sustancias secretadas, la propulsión del contenido a través del tubo digestivo, la digestión química y mecánica, absorción de los nutrientes y por último, la defecación de los residuos, material no absorbido...[4]

La anatomía y fisiología del aparato digestivo es extensa, por lo que vamos a centrarnos en el estómago, intestino delgado y grueso, ya que serán estas estructuras, las más susceptibles de realización de ostomía.

Estómago.

Es un ensanchamiento del tubo digestivo con forma de J, situado entre el esófago y el duodeno, por debajo del diafragma. Sirve para mezclar y como reservorio de los alimentos[4].

En él continúa la digestión del almidón, comienza la digestión de las proteínas y los triglicéridos y se absorben algunas sustancias[4].

Tiene cuatro regiones: el cardias, el fundus, el cuerpo y el píloro:

- El cardias rodea el orificio superior del estómago.
- El fundus: Porción lateral superior al cardias.
- El cuerpo: Constituye la parte central del estómago.

- El píloro: se divide en 3 zonas: el antro pilórico, el canal pilórico y el píloro propiamente dicho. El antro pilórico que se conecta con el cuerpo, el canal pilórico que lleva al píloro, que conduce al duodeno a través del esfínter pilórico.

El estómago tiene un borde interno, cóncavo, denominado curvatura menor; y un borde externo, convexo, denominado curvatura mayor[4] *(véase Anexo 1)*[4].

La pared del estómago está compuesta por 4 capas, al igual que todo el tubo digestivo, pero tiene ciertas modificaciones.

- Capa interna o mucosa: Forma una capa de células llamadas células mucosas superficiales. Tiene una lámina propia y una capa de músculo liso (muscularis mucosae). Las células epiteliales se internan en la lámina propia formando las glándulas gástricas, que limitan con canales estrechos, las criptas gástricas. Por donde fluyen las secreciones hasta la luz del estómago[4].

Las glándulas gástricas contienen 3 tipos de células glandulares exocrinas: células mucosas, células principales y células parietales. Las superficiales y mucosas del cuello, secretan moco. Las parietales, producen factor extrínseco (absorción vit.B) y ácido clorhídrico. Las principales, pepsinógno y lipasa gástrica. La unión de todas estas secreciones, forman el jugo gástrico[4].

- Capa submucosa: Formada por tejido conectivo areolar[4].
- Capa muscular: Tiene 3 capas de musculo liso, dispuestas en forma longitudinal externa, circular media y oblicua interna[4].
- Capa serosa: Está compuesta por epitelio pavimentoso simple y tejido conectivo areolar; la porción de que reviste el estómago forma parte del peritoneo visceral. En la curvatura menor, se extiende hacia arriba hasta el hígado, como epiplón menor; y en la mayor, continua hacia el intestino como epiplón mayor[4].

En el estómago se produce la digestión mecánica y química. La mecánica consiste en ondas peristálticas cada 15-20 segundos para mezclar los alimentos, y la química mediante las sustancias secretadas se procede a la transformación de los alimentos a líquido, el quimo. Aquí también comienza la acción de las enzimas, la pepsina transforma las proteínas en aminoácidos[4].

Intestino delgado.

Es un órgano tubular de 3 metros de longitud y 2,5 cm de diámetro cuyas funciones son la digestión y la absorción de los nutrientes[4].

Se divide en tres regiones: el duodeno, que comienza en el esfínter pilórico y se extiende 25 cm, hasta el yeyuno. El yeyuno mide aproximadamente 1 metro y se extiende hasta el íleon. El íleon es la última región, mide aproximadamente 2 metros y se une al intestino grueso por el esfínter o válvula ileocecal[4] *(véase Anexo 2)*[5].

También está compuesta por las 4 capas del tubo digestivo:

- Capa mucosa: Formada por el epitelio, la lámina propia y la muscularis mucosae. La capa epitelial está compuesta por varios tipos de células. Las células absortivas (digieren y absorben nutrientes) y células caliciformes, secretan moco[4].

La mucosa tiene hendiduras revestidas de epitelio glandular, formando las glándulas intestinales y secretan jugo intestinal. También contienen células de Paneth (secretan lisozima y pueden fagocitar) y células enteroendocrinas. La lámina propia contiene tejido conectivo areolar y tejido linfoide. La muscularis mucosae contiene más musculo liso[4].

- Capa submucosa: La del duodeno, posee glándulas duodenales, que secretan moco alcalino para neutralizar el ácido del quimo. El tejido linfoide de la lámina propia, puede extenderse hasta la submucosa[4].
- Capa muscular: Tiene dos capas de músculo liso[4].
- Capa serosa: Excepto el duodeno, cubre el intestino delgado completamente[4].

Además de estas 4 capas, el intestino delgado posee pliegues circulares, vellosidades y microvellosidades cuya función es la de facilitar la digestión y la absorción, ya que aumentan la superficie[4].

La digestión química se lleva a cabo por las enzimas pancreáticas y las del ribete en cepillo y el proceso de digestión mecánica en el intestino delgado se lleva a cabo a través de movimientos de segmentación y el complejo motor migrante[4].

La absorción se realiza mediante difusión, difusión facilitada, ósmosis y transporte activo. Es en el intestino delgado donde se produce la mayor parte de absorción de sustancias[4].

Intestino grueso.

El intestino grueso es la parte terminal del tubo digestivo. Sus funciones son las de completar la absorción, la producción de ciertas vitaminas, la formación de las heces y su expulsión fuera del cuerpo[4].

Se extiende desde el íleon hasta el ano midiendo aproximadamente 1,5 m de longitud y 6,5 cm de diámetro[4].

Podemos distinguir 4 regiones: ciego, colon, recto y canal anal[4].

- El ciego se encuentra tras la válvula ileocecal, que permite el paso del contenido del intestino delgado al grueso, y unido a esta el apéndice vermiforme[4].
- El ciego se une al colon en su tramo ascendente, este está seguido por otro tramo, el colon transverso, este al colon descendente y sigmoideo[4].
- El recto constituye los últimos 20 cm del tubo digestivo, donde los 2-3 últimos centímetros terminan con el canal anal[4].
- Al final del canal anal, su orificio externo, el ano, posee un esfínter interno (voluntario) y otro externo (voluntario) que regulan la evacuación de las heces[4] *(véase Anexo 3)*[4].

Al igual que el resto de estructuras, también posee 4 capas: mucosa, submucosa, muscular y serosa. Cabe destacar que la capa mucosa posee células absortivas y multitud de células caliciformes. Y la capa muscular, que tiene tres capas. En una de ellas, la longitudinal, existen regiones más gruesas que forman bandas longitudinales llamadas tenías. Las contracciones de estas, dan lugar a unas bolsas llamadas haustras[4].

Dentro de su fisiología destacaremos la digestión mecánica y la química, así como el reflejo de defecación.

En la mecánica, el paso del quimo desde el íleon al ciego se regula gracias a la válvula ileocecal. Este paso se realiza de forma lenta, excepto después de las comidas, donde la perístasis aumenta. Cuando el colon ascendente está lleno, comienza la propulsión haustral, donde estas se van llenando hasta que alcanzan cierto grado de distensión, estas se contraen e impulsan el contenido hacia la siguiente haustra. También se produce el peristaltismo en masa, que consiste en una fuerte contracción desde el colon transverso que expulsa el contenido desde el colon hacia el recto[4].

En la digestión química, se produce el último paso donde se fermentan los hidratos de carbono, se degradan las proteínas y la bilirrubina y se absorben ciertas sustancias como las vitaminas[4].

En el reflejo de defecación, están implicados los movimientos peristálticos descritos anteriormente. Cuando la materia se acumula en el colon, se produce una distensión del mismo, activando el reflejo de defecación[4].

Las contracciones provocan un acortamiento del ano, un aumento de la presión y que junto con las contracciones voluntarias del diafragma y los músculos abdominales provocan la apertura del esfínter interno[4].

El esfínter externo se controla de forma voluntaria, por lo que si se relaja voluntariamente se producirá la defecación, y si se contrae, la defecación se atrasará[4].

2.3. RECUERDO ANATOMOFISIOLÓGICO APARATO URINARIO.

El aparato urinario está formado por los riñones, los uréteres, la vejiga y la uretra.

Los riñones realizan varias funciones: regulación iónica de la sangre, del pH, de la volemia, de la tensión arterial, regula la osmolaridad de la sangre, produce hormonas, regula la glucemia y la excreción de deshechos y sustancias extrañas a través de la filtración de la sangre, dando lugar a la orina[4].

Riñones.

Los riñones son dos órganos con la forma de habichuela, situados retroperitonealmente. Están rodeados de tres capas de tejido: la capsula renal, que protege de traumatismos y da forma al órgano; la capsula adiposa, que también protege y los asegura en su sitio; y la fascia renal, que fija el riñón a las estructuras y a la pared abdominal[4].

En su interior distinguimos la corteza, la médula, las pirámides, las papilas, las columnas, los cálices mayores y menores y la pelvis renal[4] *(véase Anexo 4)[6]*.

La corteza y las pirámides forman a porción funcional del riñón, donde se encuentra la nefrona, la unidad funcional. Esta está formada por un corpúsculo renal (glomérulo y cápsula de Bowman) y un túbulo renal (túbulo contorneado proximal, asa de Henle y túbulo contorneado distal[4].

Las funciones de la nefrona son: la filtración glomerular, reabsorción tubular y secreción.

Filtración glomerular: El agua y la mayor parte de los solutos del plasma atraviesan la pared de los capilares glomerulares, filtrándose y entrando en la capsula de Bowman. Desde aquí pasará al túbulo renal[4].

Reabsorción tubular: A medida que el líquido filtrado va pasando por los túbulos renales y colectores, las células tubulares reabsorben la mayoría de agua y los solutos filtrados que aun sirven regresando a la sangre que circula por los capilares peritubulares y los vasos rectos[4].

Secreción: Mientras el líquido pasa por los túbulos, las células del túbulo van secretando oras sustancias de deshecho, fármacos, compuestos iónicos que están en concentraciones más altas de las necesarias, eliminándolas así de la sangre[4].

Los uréteres.

Los túbulos colectores drenan el líquido filtrado a través de los cálices menores, después a los mayores y por último a la pelvis renal[4].

Una vez formada la orina, los uréteres la transportan hasta la vejiga[4].

No poseen esfínter, pero cuando la vejiga está llena, la presión comprime los orificios de salida de la orina, impidiendo el reflujo. Si este mecanismo no funcionarse, los microorganismos podrían desplazarse hacia arriba, e infectar uno o ambos riñones[4].

Los uréteres también son retroperitoneales y están recubiertos por una capa mucosa, una muscular y otra adventicia[4].

La vejiga.

La vejiga es un órgano hueco y distensible situado en la pelvis. Tiene una capacidad aproximada entre 700-800 ml[4].

En el suelo de la vejiga se encuentra el trígono, que son 3 orificios, donde los dos posteriores corresponden a los orificios ureterales, y en al anterior, al orificio uretral interno[4] *(véase anexo 5)*[7].

Está formada por tres capas: mucosa, muscular (que forma el esfínter en el orificio uretral) y la capa adventicia.

La micción se produce por la combinación de contracciones musculares voluntarias e involuntarias. Cuando el volumen de la vejiga supera los 200-400 ml, la presión interna aumenta, los receptores los detectan y desencadena el reflejo de la micción.

La uretra.

Es un conducto pequeño que se extiende desde el orificio uretral interno hasta el externo. Su anatomía en diferente en hombres y mujeres.

En las mujeres se sitúa en la sínfisis del pubis, entre el clítoris y el orificio vaginal externo. La pared está compuesta por una capa mucosa y otra muscular con fibras en forma circular que continúan con las de la vejiga.

En los hombres, se extiende desde la vejiga hacia el exterior, con una longitud mayor (20cm) ya que debe atravesar la próstata, los músculos perineales y el pene hasta desembocar al exterior. La uretra masculina también tiene una mucosa profunda y una superficial y se divide en prostática, intermedia o membranosa y esponjosa[4].

2.4. RECUERDO ANATOMOFISIOLOGICO. APARATO RESPIRATORIO.

Debido a la extensión y complejidad del aparato respiratorio, vamos a centrarnos en las estructuras que se verán afectadas por la técnica de la traqueostomía: la laringe y la tráquea.

La laringe.

Es un conducto que está formada por nueve piezas cartilaginosas y conecta la faringe con la tráquea *(véase Anexo 6)*[4].

- Cartílago tiroides: Es impar y forma la pared anterior de la laringe, en los hombres está más desarrollado que en las mujeres debido a la acción de las hormonas sexuales masculinas.
- Epiglotis: Es impar y elástico. La parte inferior está unida al cartílago tiroides, y la superior se mueve arriba y abajo. Cuando se deglute, la epiglotis desciende y tapa la glotis, dirigiendo los alimentos hacia el esófago.
- Cartílago cricoides: Anillo impar que forma la pared inferior de la laringe y está unido al primer anillo de la tráquea. Este cartílago es el utilizado para realizar la traqueotomía de urgencia.
- Cartílago aritenoides: Son pares, tienen forma triangular, cuya función es articularse con el cricoides.
- Cartílagos corniculados: También son pares, se sitúan en el vértice de los aritenoides.
- Cartílagos cuneiformes: Son pares y están delante de los corniculados. Sostienen los pliegues vocales y las paredes laterales de la epiglotis[4].

La laringe en su parte superior a las cuerdas vocales, está recubierta de epitelio pavimentoso estratificado, y en la inferior pseudoestratificado ciliado, que posee células ciliadas, caliciformes y basales. El moco secretado por las mismas, atrapan las partículas que no han sido atrapadas por otras estructuras anteriores y los cilios las barren hacia la faringe para eliminarlas[4].

La tráquea.

La tráquea es un tubo de aproximadamente 12 cm de longitud y 2,5 cm de diámetro, que se extiende desde la laringe hasta el borde de la 5ª vértebra cervical donde se divide en los bronquios principales[4].

Está formada por cuatro capas: mucosa, submucosa, cartílago hialino y adventicia[4].

Está constituida por entre 16-20 anillos horizontales incompletos en forma de C de cartílago hialino que se apilan. La presencia de fibras musculares permite que la tráquea no colapse y el que el diámetro de la misma, se modifique durante la inspiración y la espiración[4] *(véase Anexo 7)*[8].

EDITOR: *Diego Molina Ruiz*

3 TRAQUEOSTOMÍA

Una estoma traqueal es una abertura que se realiza mediante intervención quirúrgica para crear una comunicación entre la tráquea y la piel de la parte anterior del cuello, con el objetivo de mantener la vía aérea permeable y facilitar la eliminación de secreciones[9,10].

La traqueotomía puede ser temporal o permanente dependiendo de la causa que haya ocasionado la realización de la técnica:

- Traqueotomía: Es una incisión que abre la tráquea de forma temporal. Puede ser:
  - Percutánea: La técnica se realiza mediante la inserción de una cánula guiada por alambre. Es la menos invasiva y su realización no requiere quirófano[9].
  - Abierta: La incisión se realiza mediante intervención quirúrgica.
- Traqueostomía: Es una apertura entre la pared anterior de la tráquea, abocando la mucosa traqueal a la piel del cuello mediante intervención quirúrgica. El estoma resultante es una comunicación permanente y directa con el exterior[9].

3.1. INDICACIONES DE TRAQUEOSTOMÍA.

- Traqueostomía permanente:
  - Laringectomía total por neoplasia laríngea.
  - Algunos casos de estenosis laríngea.
  - Tratamiento curativo de la apnea obstructiva del sueño[11].

- Traqueotomía:
- Mantener la vía aérea permeable.
- Evitar la aspiración de secreciones digestivas.
- Facilitar la expulsión de secreciones.
- Obstrucción completa de la vía aérea por quemaduras, inflamación o aspiración de cuerpos extraños.

- Ventilación mecánica prolongada.
- Tumores de vías respiratorias altas[9].

3.2. CÁNULAS DE TRAQUEOSTOMÍA.

La cánula es un tubo más delgado que la tráquea que se introduce a través del estoma creado quirúrgicamente, evitando que este se cierre permitiendo la ventilación del paciente[12].

Puede estar fabricado en diferentes materiales como el PVC, el metal o la silicona[12].

Las cánulas están formadas por tres piezas *(véase Anexo 8)[13]*:

Una externa, la cánula propiamente dicha, que conecta la tráquea con el exterior. Tiene dos aletas laterales para fijarla al cuello a través de una cinta, y en ella puede leerse el nº del tamaño, diámetro y longitud de la cánula[11,12].

Si tiene balón de neumotaponamiento, la parte externa tiene una guía que termina en un globo piloto exterior, que sirve para inflarlo con una jeringa. Y en la parte inferior, se sitúa el balón de neumotaponamiento propiamente dicho que se utiliza para conseguir el sellado total de la tráquea[12].

En la zona distal, el extremo es romo para evitar lesiones en la tráquea y en el cuerpo de la misma puede haber orificios de fonación (cánula fenestrada) para que el aire pueda pasar y así el paciente pueda hablar[12].

Una interna, que se adapta a la luz de la cánula asegurando la permeabilidad de la vía aérea. Permite su limpieza, sin necesidad de retirar la cánula por completo (la externa) y evita oclusiones por secreciones. Debe estar bien sujeto a la cánula externa, por ello lleva un cierre de seguridad en su extremo externo[11,12].

Una guía u obturador, que se utiliza para la introducción de la cánula, y se retira una vez colocada[12]. Debido a que en las primeras ocasiones aparezcan problemas de recanalización, es recomendable que la cánula externa lleve la guía, pues facilita esta recanalización. Una vez insertada, se retira esta guía y se coloca la cánula interna[12].

Las cánulas puedes estar fabricadas en diferentes materiales, que se utilizarán según las necesidades y tolerancia de cada paciente.

- Cánulas de metal: Están hechas de plata o acero inoxidable. Se utilizan en pacientes portadores de traqueostomías permanentes o traqueotomías temporales de larga duración sin ventilación mecánica[12].

Se limpian fácilmente con jabón neutro y también se pueden hervir, aunque no suele ser necesario. Son reutilizables casi de forma indefinida y son más baratas. Como inconveniente, es la falta de balón de neumotaponamiento, por lo que no puede realizar el sellado de la vía aérea[12].

Las hay de varios tamaños, más cortas para laringectomía, y más largas para casos de traqueostomía. También pueden tener pequeñas fenestraciones para facilitar la fonación[12].

- Cánula de plástico: Están hechas de PVC e indicadas para todos los pacientes traqueostomizados. Este tipo de cánula es la primera en usarse tras la intervención quirúrgica por su facilidad para conectarse a la ventilación mecánica. Es la más usada, y aunque es desechable puede lavarse con agua y jabón neutro. Puede llevar balón de neumotaponamiento y orificios para la fonación[12].

Esta cánula es la que se coloca tras el primer cambio de cánula (48h) y durante los días siguientes debido a la mucosidad y al riesgo de infección de la herida. Aunque tengan balón no se inflarán a menos que sea necesario por la ventilación mecánica o por riesgo de aspiración o sangrado[12].

- Cánulas de silicona: Este es el material más suave y el más compatible con la mucosa de la tráquea, es por ello que se utiliza en pacientes que no toleran las cánulas metálicas. Pueden ser fenestradas o no, pero no tienen cánula interna, por lo que para su limpieza es necesario retirarlas completamente[12].

- Otros dispositivos, la nariz artificial: Debido a que el aire inspirado ya no pasa por las fosas nasales, este no es filtrado, calentado ni humedecido, por lo que contiene todas las impurezas y estas llegan a los pulmones. Para mejorar esta situación se han creado sistemas que facilitan la eliminación de los residuos del aire inspirado y lo humedecen. Estos sistemas denominados, filtros HME se pueden ajustar tanto a las cánulas como a la piel, en pacientes que no la llevan mediante parches adhesivos[12].

3.3. CUIDADOS PERIOPERATORIOS.

El procedimiento de la traqueotomía provoca mucha ansiedad tanto en el paciente como en la familia, debido que incluso en ocasiones, deberá de realizarse de forma urgente y también por las repercusiones que conlleva.

Es por esto que es necesario establecer un protocolo de actuación de cuidados pre y post quirúrgicos, de manera que se puedan evitar complicaciones.

- Cuidados en el preoperatorio.
- Crear un clima relajado y de confianza para que el paciente se sienta seguro y pueda preguntar las dudas que tenga y también pueda expresar los sentimientos, miedos…
- Informar al paciente y familia sobre los cambios que va a experimentar tras la intervención quirúrgica: tanto la apariencia física como las funciones de respirar, hablar y toser.
- Explicarle términos que se van a utilizar como traqueostomía, estoma, cánula, aspiración de secreciones… para que el paciente se vaya familiarizando con el nuevo lenguaje.
- Pactar con el paciente un sistema de comunicación para utilizar después de la intervención. Para ello podrán utilizarse pizarras, imágenes, dibujos…
- Le ofreceremos al paciente la posibilidad de contactar con personas que hayan pasado por el mismo proceso.
- Informaremos a la familia de todo el proceso por el que va a pasar el paciente, y les implicaremos en el mismo, así como en el cuidado. También les daremos sugerencias de actitudes y actividades que pueden realizar para ayudar a su familiar.
- Realizar los cuidados preoperatorios.
- Aclarar las dudas sobre los cuidados previos a la cirugía[12].

- Cuidados en el postoperatorio inmediato.
  - Mantener la vía aérea permeable, eliminando las secreciones para que así haya un intercambio gaseoso adecuado, y prevenir posibles infecciones y otras complicaciones.
  - Conservar la integridad de la mucosa y prevenir la infección del estoma manteniéndolo limpio y seco.
  - Enseñar al paciente y a la familia.
  - No cambiar la cánula ni tocar la herida quirúrgica en las primeras 24 horas, excepto si hubiera sangrado. Si fuese necesario cambiar la cánula interna para mantenerla permeable.
  - El balón de neumotaponamiento debe estar inflado estas primeras 24 horas. En las siguientes horas desinflar el balón si la situación del paciente lo permite.
  - Tener en la habitación del paciente una cánula de repuesto.
  - 48 horas tras la intervención, curar la herida quirúrgica y cambiar la cánula completa si fuese necesario, si no, solo la cánula interna.
  - Procedimiento para la cura:
    o Humedecer una gasa con solución jabonosa y limpiar desde la zona más cercana al orificio hasta la más lejana. También humedecer una gasa con suero fisiológico o agua templada para eliminar las secreciones.
    o Aplicar clorhexidina o povidona yodada a toquecitos alrededor del estoma para así favorecer su cicatrización y desinfección.
    o Si la piel está irritada, se puede utilizar una pomada anticongestiva con cuidado para que no entre en las vías respiratorias, o parches hidrocoloides.
    o También cuidar la piel del cuello y del escote.
  - Es necesario utilizar cánulas estériles ya que el estoma es reciente. Una vez cicatrizado, podrá utilizarse las que solo precisan higiene y desinfección de alto nivel.
  - Mantener la permeabilidad cambiando la cánula interna, aspirando secreciones y/o realizando lavados bronquiales.
  - Mantener el estoma limpio y seco.
  - Utilizar un apósito estéril las primeras 48/72 horas.
  - Elevar la cabecera de la cama unos 30-40°, si no hay contraindicación.
  - Animar al paciente a que respire profundamente y tosa regularmente.
  - Realizar higiene bucal c/ 8h o siempre que sea necesario.
  - Observar la piel del estoma, para detectar cualquier anomalía[12].

- Cuidados en otras situaciones.
  - Si se pudiese iniciar la fonación, desinflar el balón de

neumotaponamiento y obturar la salida de la cánula.

- Lograr una comunicación eficaz poniéndose delante del paciente, evitando completar sus frases, dando el tiempo que el paciente necesite para iniciar y complete la comunicación y proporcionar apoyo emocional y ánimo en todo momento.

- Cuando se inicie la alimentación enteral, comprobar que el balón está correctamente inflado. Permanecer junto al paciente, para vigilar signos de aspiración y asesorarle en técnicas de deglución.

- Iniciar tolerancia por sonda nasogástrica cuando sea necesario, o por deglución normal si el paciente pudiese tragar texturas pastosas o gelatinosas.

- Si se utiliza alimentación por sonda, utilizar el diámetro más pequeño, para evitar el riesgo de fístula traqueo-esofágica.

- Si el paciente estuviera sometido a ventilación mecánica, vigilar la presión del balón de neumotaponamiento.

- Pasadas las primeras horas, el paciente sometido a traqueostomía requiere de unos cuidados específicos que se detallan a continuación:

- Mantener limpiar y permeable la vía aérea.

- Proporcionar la información necesaria tanto al paciente como a la familia, resolviendo las dudas que pudiesen tener.

- Establecer el cambio de cánula completa así como los cuidados habituales.

- Debido al dolor, se evitara el cambio en las primera 24h, solo a demanda cuando haya mucha mucosidad.

- Mantener la herida aséptica y seca. A las 48h de la intervención, se podrá realizar el cambio de cánula completa, aprovechando la cura del estoma.

- Mantener el ambiente cálido y húmedo, ya que el aire no pasa por las fosas nasales. Administrar aerosolterapia con suero fisiológico combinado con mucolítico para fluidificar las secreciones y estimular la movilización de las mismas.

- Mantener la higiene bucodental del paciente.

- Implicar al paciente y a la familia en el cuidado del estoma

- Mantener una correcta hidratación, bien por sonda o por la vía habitual. Pues es muy importante que las secreciones se resequen y forme tapones[12].

3.4. CUIDADOS HABITUALES AL PACIENTE:

Además de los cuidados descritos, hay varias técnicas que debemos realizar de forma rutinaria en este tipo de pacientes.

- Cambio de cánula: Es uno de los procedimientos más importantes y frecuentes.

   - Materiales:

o Guantes.

o Antisépticos.
o Lubricante hidrosoluble
o Gasas.
o Suero fisiológico.
o Apósito específico (babero).
o Cinta de sujeción.
o Cánula apropiada a cada paciente.
o Batea.
o Pinzas trivalva.
o Espejo frontal o punto de luz[14].

- Desarrollo del procedimiento:

Este procedimiento debe realizarse con la mayor higiene posible y con la mayor rapidez para evitar el cierre del estoma.

o Lavarse las manos con jabón antiséptico o solución hidroalcohólica.
o Preparar el material y llevarlo a la habitación del paciente.
o Comprobar la cánula.
o Sobre un paño estéril, coloque la cánula interna dentro de la externa cogiéndola por las aletas laterales e introducirlas en el apósito traqueal.
o Comprobar el balón de neumotaponamiento si la cánula lo lleva.
o Colocar al paciente en Fowler o semi-flowler y explicarle la técnica.
o Lavar la tráquea con 2-5 cc de suero fisiológico si fuera necesario.
o Retirar la cinta de sujeción, desinflar el balón y retirar el apósito traqueal.
o Retirar la cánula.
o Ponerse los guantes estériles y limpiar con una gasa con suero fisiológico el estoma.
o Aplicar antiséptico en el estoma con una gasa.
o Cambiar la cánula introduciéndola lateralizada y cuando esté introducida la mitad ponerla alineada con el cuello. Si encontrásemos resistencia, deberíamos comprobar con la pinza trivalva y volverlo a intentar.
o Al introducir la cánula, se produce un acceso de tos y expectoración, por lo que es recomendable ponerse al lado del paciente y no frente a él para evitar salpicaduras.
o Comprobar que la cánula está bien colocada bien porque sale aire por la cánula en la espiración, o porque no puede hablar con la cánula destapada.
o Colocar el apósito traqueal con la parte de celulosa hacia el paciente y el plástico hacia afuera.
o Ajustar la cinta alrededor del cuello dejando un espacio para poder introducir un dedo entre ambos[10,14].

- Aspiración de secreciones: Para realizar la aspiración debemos valorar la presencia de secreciones, la viscosidad y la cantidad de moco así como la presencia de reflejo para toser.

Valorar la necesidad de aspiración en caso de secreciones audibles, disminución de la saturación de oxígeno, aumento de la frecuencia respiratoria, aumento del trabajo respiratorio, inquietud del paciente o sudoración profusa. Ya que está indicada en el caso de que el paciente no pueda toser, no pueda expectorar adecuadamente o haya una acumulación de secreciones[10,14].

- Materiales:
  o Sonda de aspiración (el calibre más utilizado, 14-16F). El grosor de la sonda no debe ser mayor que la mitad del diámetro de la cánula.
  o Guantes desechables.
  o Mascarilla.
  o Guantes estériles.
  o Suero fisiológico.
  o Caudalímetro.
  o Aspirador de pared o portátil[10,14].

- Procedimiento:
  o Informar al paciente y/o familia del procedimiento a realizar.
  o Comprobar si funciona el aspirador correctamente. Colocar la presión de aspiración entre 80-100 mmHg, utilizando la presión efectiva más baja.
  o Pedir colaboración del paciente y colocarlo en Fowler o semi-Fowler.
  o Lavarse bien las manos con jabón antiséptico o solución hidroalcohólica.
  o Ponerse los guantes y el equipo de protección.
  o Conectar la sonda al equipo de aspiración.
  o Si el paciente estuviese recibiendo oxigenoterapia, hiperoxigenar al 100%.
  o Si tuviese una mascarilla en "T" retirarla y entre aspiraciones volver a colocarla.
  o Si tuviese mascarilla de traqueotomía, no es necesario retirarla ya que posee un dispositivo habilitado para las aspiraciones.
  o Introducir la sonda sin aspirar. Si existiese resistencia no forzar.
  o Aspirar intermitentemente tapando la conexión en "Y" con movimientos rotatorios hacia afuera.
  o Si es necesario, repetir la aspiración, teniendo en cuenta que hay que esperar unos 30 segundos entre aspiraciones.
  o Desechar la sonda tras cada aspiración.
  o No realizar aspiraciones profundas, por el riesgo de sangrado y

oclusión de las vías respiratorias.

o Si existiese un tapón mucoso, extraerlo.

o Desechar la sonda y los guantes.

o Registrar la hora de aspiración, la cantidad, el color, consistencia y el olor de las secreciones. Apuntar la tolerancia del paciente al procedimiento[10,14].

 – Cuidados: Debido a que la aspiración de secreciones puede conllevar algunas complicaciones como pueden ser traqueítis, hipoxemia, broncoespasmos… debemos realizar una serie de cuidados para evitar aspiraciones frecuentes.

o Estimular al paciente a que expulse las secreciones teniendo en cuenta la viscosidad, cantidad, estado de consciencia, capacidad muscular y reflejo tusígeno.

o Aumentar la humedad de las vías respiratorias con hidratación y humidificación adecuados.

o Si es necesario, realizar fisioterapia respiratoria.

o Si el paciente está consciente y tiene reflejo tusígeno, realizar a través de la cánula lavados con 2-5 cc de suero fisiológico, para ayudar a eliminar las secreciones.

o Si existiese tapón mucoso, instilar mucolítico con suero fisiológico o agua estéril (2-5 cc) para ablandar y poder extraerlo[14].

3.5. COMPLICACIONES POSTOPERATORIAS.

• Inmediatas.

– Obstrucción de la cánula: Suele ocurrir por la acumulación de secreciones. Para solucionarlo, se debe extraer la cánula interna, si no es suficiente, se realizará aspiración.

– Hemorragia: Suele aparecer, cuando se restablece la presión arterial del paciente (suelen estar hipotensos) o por un acceso de tos debido a la irritación del tubo endotraqueal que aumenta la presión venosa. Por ello es necesario una correcta hemostasia, colocando un taponamiento con gasa en el tubo de traqueostomía. Si la hemorragia fuese muy abundante, se revisaría el vaso sangrante.

– Enfisema subcutáneo: Aparece alrededor del estoma, que se puede extender hacia el cuello y el tórax. Para resolverlo, se retiran los puntos de sutura cutáneos.

– Neumomediastino: Aparece por aire succionado a través de la herida o por la tos que manda aire al mediastino. No suele necesitar tratamiento.

– Neumotórax: Aparece por la progresión del enfisema subcutáneo con el neumomediastino o por lesión de la pleura. Puede requerir la inserción de un tubo de tórax con aspiración.

– Fístula traqueoesofágica: Debido a una incisión demasiado profunda en la pared traqueal anterior, o por necrosis isquémica a causa de una presión excesiva del balón de neumotaponamiento.

– Lesión del nervio recurrente laríngeo: Para evitarlo, estabilizar la tráquea en la línea media[11].

• Tardías:

– Hemorragia: Puede ocurrir por la erosión de un vaso grande por necrosis compresiva ocasionada por la cánula de traqueostomía o por la punta de la misma. Puede ocurrir que la cánula irrite la tráquea y forme tejido de granulación que provoca pequeños sangrados. La solución sería buscar una cánula que se ajuste mejor.

– Si hubiese una gran hemorragia a través del estoma, se realizará una endoscopia buscando la causa del sangrado.

– Estenosis traqueal: Puede aparecer a nivel de la traqueostomía y del balón de neumotaponamiento.

– Fístula traqueoesofágica tardía: Ocasionada por necrosis del tejido de la pared posterior de la tráquea y anterior del esófago, por una compresión excesiva del balón de neumotaponamiento, por la irritación de la punta de la cánula o por una SNG permanente. Para repararlo será necesaria la intervención quirúrgica.

– Disfagia: Debido a la inhibición del movimiento laríngeo para deglutir ocasionado por la cánula[11].

3.6. EDUCACIÓN PARA LA SALUD.

Dentro de nuestras actividades enfermeras con estos pacientes, además de las técnicas y procedimientos, está la de educación, ya que se tienen que enfrentar a un proceso completamente nuevo para ellos.

Dentro de nuestros objetivos en este ámbito debe estar el informar tanto al paciente como a su familia, de la enfermedad y de los posibles tratamientos que vaya a necesidad con posterioridad, los autocuidados que tendrá que realizar, trabajaremos en la aceptación de la enfermedad y en mejorar su autoestima, proporcionaremos la posibilidad de contactar con el trabajador social, asociaciones, talleres, psicólogo... daremos consejos prácticos para su vida cotidiana...[15]

• Informar al paciente y su familia sobre la enfermedad.

– Definiremos traqueostomía o traqueotomía según proceda.

– Explicaremos y enseñaremos las cánulas, sus partes, como se utiliza, como ha de cambiarse...

– Enseñar cómo debe cuidar el estoma y cómo actuar en caso de que la cánula se obstruya.

– Enseñar cómo utilizar inhaladores y nebulizadores si estuvieran prescritos.

– Educar en cómo cuidar su higiene personal, la alimentación, que ocurre con la voz, como afecta el estoma en su vida.

– Dar recomendaciones para facilitar el sueño y el descanso.

– Resolver todas las dudas que tengan.

- Aconsejar en la dificultad para entender al paciente.
- Entregar al paciente una guía escrita al alta, para reforzar la información recibida verbalmente[14].

- Entrenar al paciente y sus familiares en los autocuidados diarios.
  - Recomendar estar en ambientes húmedos y libres de humos.
  - Utilizar humidificadores.
  - Usar pañuelos protectores o filtros HME (filtran y calientan el aire).
  - Limpiarse las fosas nasales con suero fisiológico.
  - Realizar higiene bucal habitual.
  - Lavarse las manos antes y después de manipular el estoma.
  - Recomendar ducharse en vez de bañarse.
  - No utilizar colonias, jabones… que tengan perfume para evitar irritación del estoma o ataques de tos.
  - Recomendar utilizar maquinillas eléctricas para evitar cortes, pues la sensibilidad disminuye en esa zona tras la intervención.
  - No fumar ni beber alcohol.
  - Recomendar una dieta rica en fibra y de fácil deglución[14].

- Facilitar la comunicación con el paciente.
- Proporcionar una pizarra o un cuaderno para escribir.
- Entregar dibujos para que los señales.
- Proporcionar válvulas fonatorias o tapón cerrado a pacientes con traqueotomía.
- Recomendar aplicaciones móviles[14].

- Trabajar en la aceptación de la enfermedad y mejorar la autoestima.
- Ayudarle a mirarse al espejo lo antes posible.
- Instar a que cuiden su imagen, teniendo conciencia de su higiene e imagen corporal.
- Recomendar preparar y llevar siempre un kit de higiene para la cánula[14].

  - Proporcionar contacto con otros profesionales y asociaciones.
    - Trabajador social
    - Psicólogo.
    - Taller de logopedia[14].

  - Dar consejos prácticos de convivencia.
    - Permitir hablar sin interrupciones y pedirle que repita si no se entiende.
    - Hablar con un tono de voz normal.
    - No irritar al paciente y dejar que exprese sus sentimientos, ya que está

más susceptible emocionalmente.

– Fomentar su autonomía.

– Mantener la relación con él sin miedo a la dificultad en la comunicación[14].

- Dotar de material al paciente e indicarle cómo conseguirlo.
- Cánula nueva de repuesto.
- Adaptador ISO de 15 mm
- Válvula fonatoria, tapones, válvula anti-tos.
- Cepillo para limpiar la cánula.
- Suero fisiológico y lubricante hidrosoluble.
- Cintas de sujeción
- Apósitos hidrófobos y gasas.

Crema hidratante[14].

4 GASTROSTOMÍA

Aunque hay más ostomías de nutrición, vamos a centrarnos en la gastrostomía ya que es la que se realiza con mayor frecuencia.

La gastrostomía es un procedimiento por el cual se aboca el estómago a la pared abdominal a través de la colocación de una sonda, de esta manera, se establece un nueva puerta de entrada, permanente o temporal, para administrar nutrientes, líquidos y medicamentos[11,15].

La gastrostomía se puede realizar mediante intervención quirúrgica, mediante laparoscopia o por endoscopia, que será el procedimiento que desarrollaremos.

La gastrostomía endoscópica percutánea presenta ventajas frente a los otros dos tipos de procedimientos ya que se puede observar el estómago de forma directa y se puede comprobar que la sonda se ha colocado de forma correcta[15].

4.1. INDICACIONES Y CONTRAINDICACIONES DE LA GASTROSTOMÍA.

Con este procedimiento se pretende mantener el estado nutricional en personas que debido a sus características físicas o mentales, no pueden alimentarse con normalidad.

- Procesos neurológicos que impiden la deglución: demencias, AVC, tumores cerebrales, traumatismo craneoencefálico...
- Enfermedades neoplásicas de la cavidad oral, faringe, laringe y esófago.
- Traumatismos faciales.
- Obstrucciones mecánicas o fracaso parcial de la función intestinal.
- Enfermedades crónicas que precisan control de nutrientes: fibrosis quística, enfermedad de Crohn, SIDA, grandes quemados...[11,15,16]

Contraindicaciones de la gastrostomía.

- Condiciones que impidan la transiluminación gástrica para poder colocar la GEP: ascitis, hepatomegalia, obesidad...
- Enfermedades neoplásicas gástricas o abdominales que impidan el paso del endoscopio.
- Coagulopatía grave.

- Gastrectomía total o parcial.
- Estenosis esofágica y/o reflujo esofágico severo.
- Infección de las paredes del abdomen.
- Falta de reflejo de vómito.
- Diálisis peritoneal.
- Otras…[11,15,16]

4.2. SONDA GEP . (Gastrostomía Endoscópica Percutánea).

La sonda de GEP es un tubo flexible, normalmente de silicona, que en el extremo distal se queda anclado a la pared gástrica por un balón o un anillo de retención que proteger de lesiones o extracciones accidentales, y en el extremo proximal, tiene una o dos conexiones que se adaptan a las jeringas o bombas de infusión para administrar lo que deseemos[15].

Las sondas pueden estar fabricadas en distintos materiales, con características diferentes, que tendremos que valorar dependiendo de las necesidades del paciente. *(véase Anexo 9)[17]*

- PVC: La sonda se vuelve rígida tras 1-2 días colocada, por lo que aumenta el riesgo de necrosis, contaminación… por lo que solo deben usarse para periodos de tiempo cortos.
- Silicona: Es un material más flexible pero es sensible a la colonización por levaduras.
- Poliuretano: Es un material flexible, blando, el que mayor diámetro interno tiene, más resistente y puede ser utilizado durante más tiempo[17].

4.3. CUIDADOS PERIOPERATORIOS.

En el perioperatorio la enfermera se encargará de estar junto al paciente, asegurando que todo está en las condiciones adecuadas, preparar los materiales y colaborar con el resto del equipo.

- Cuidados en el preoperatorio.
    - Explicar al paciente el procedimiento.
    - Informar al paciente, si procede, que debe estar en ayuna 6 horas.
    - Comprobar la suspensión de antiagregantes, anticoagulantes y antiinflamatorios.
    - Administrar, bajo prescripción médica, antibiótico de amplio espectro a modo de profilaxis.
    - Asegurarse que el consentimiento informado está correctamente cumplimentado.
    - Canalizar una vía venosa, rasurar y desinfectar la pared abdominal.
    - Retirar las prótesis dentales y aspirar secreciones si fuese necesario.
    - Limpiar y desinfectar la cavidad orofaríngea.
    - Preparar la medicación e instrumentos necesarios para anestesia local, sedoanalgesia y monitorización[15,16].

- Cuidados en el postoperatorio inmediato:
- Controlar constantes vitales y vía aérea.
- Realizar cura del estoma con povidona yodada o clorhexidina y cubrir con gasas y un apósito estéril.
- Vigilar la aparición de dolor, fiebre o sangrado
- Administrar analgesia según prescripción.
- Mantener dieta absoluta durante 6 horas.
- Hacer un incremento progresivo de la dieta tras 24 horas, el primer día 100 ml diluido, el segundo 200 ml, el tercer día y los siguientes 300 ml[15,16,18].

4.4. CUIDADOS HABITUALES AL PACIENTE.

- Cuidados de la sonda:
- Limpiar diariamente con agua tibia y jabón la parte externa de la sonda, el soporte externo y el conecto. Aclarar bien.
- Comprobar que el soporte externo no oprime la piel y cambiar el lugar de fijación.
- Mantener cerrado el tapón de la sonda cuando no se utilice
- Girar levemente la sonda, diariamente para evitar que se adhiera a la piel.
- Antes de administrar la toma, comprobar que la sonda está bien colocada.
- Después de cada toma pasar 50 cc de agua para evitar obstrucciones de la sonda.
- Cambiar diariamente la cinta adhesiva que sujeta la PEG.
- No pellizcar la sonda[16,18].

- Cuidados del estoma
- Los primeros 15 días, limpiar la zona con agua y jabón desde dentro hacia afuera, secando bien, desinfectar con antiséptico y dejando una gasa estéril comprobando que no existe irritación, inflamación o secreciones gástricas.
- A partir de la tercera semana, lavar solo con agua tibia y jabón y secar.
- Recomendar utilizar ropa holgada, para que no oprima el estoma.
- No tirar del soporte externo para limpiar debajo de él, si hay suciedad utilizar una torunda.
- Solo poner apósito sobre la sonda, si existe riesgo de tirar de ella[16].

- Cuidados durante la alimentación
    - Incorporar al paciente unos 30-45° para administrar alimento ya sea por gravedad, jeringa o bomba de infusión, para así evitar el reflujo y facilitar el vaciado gástrico.
    - Mantener al paciente en esa posición durante 1 hora.
    - Comprobar la permeabilidad de la sonda aspirando lentamente el

contenido gástrico. Si es superior a 100ml, reintroducir el contenido y esperar una hora para volver a comprobar.

- Administrar el alimento a temperatura ambiente, empezando por volúmenes bajos e ir incrementando progresivamente.
- Agitar enérgicamente la fórmula de nutrición para que quede una mezcla homogénea.
- Coger la nutrición con una jeringuilla o conectarlo a la línea de administración y purgarla.
- Conectar la jeringuilla y la línea de administración a la sonda de gastrostomía.
- Infundir 50 cc de agua tras administras alimentos y medicamentos. Si la nutrición fuese continua, se realizará cada 4-6 horas[16,18].

- Cuidados en la administración de medicamentos
- Si es posible, administrar la medicación en bolos independientes de la nutrición.
- Si es necesario administrarlo conjuntamente, utilizar formas líquidas.
- Si no hubiese formas líquidas, valorar formulas pediátricas, sustituir por otro principio activo de acción similar.
- Hay presentaciones que no deben ser trituradas o rotas las capsulas como los preparados con cubierta entérica, de liberación retardada o comprimidos sublinguales.
- Si se puede triturar, hacerlo hasta conseguir un polvo fino y disolverlo con agua en 10-15 ml. Si está muy concentrado, utilizar 60 ml.
- Si la nutrición es continua, habrá que detenerla 15 min antes de la administración del medicamento. Si no lo es, administrar el medicamento 1 hora antes o 2 después de la toma.
- Pasar 30 ml de agua antes y después de la medicación.
- Si hay que administrar varios fármacos, no mezclarlos en la misma jeringa, y pasar 5 ml de agua entre fármacos[18].

4.5. COMPLICACIONES DE LA GASTROSTOMÍA.

- Fascitis necrosante, de la piel circundante al estoma. Las intervenciones irán encaminadas a la antibioterapia de amplio espectro y al desbridamiento quirúrgico.
- Hemorragia en la zona de punción o en la mucosa gástrica por lesión de algún vaso circundante: Las actuaciones son la compresión directa produciendo hemostasia aumentando la tracción de la sonda. Si no fuese suficiente, realizar una coagulación por endoscopia.
- Broncoaspiración, debido al reflujo gastroesofágico. Para prevenirlo, colocar al paciente en 30-45° de inclinación. Si ocurriese, suspender la medicación, practicar fisioterapia respiratoria y administrar antibióticos prescritos.

- Irritación o infección del estoma: Puede ocurrir por un exceso de presión sobre el estoma, por falta de higiene de la zona o por salid de líquido gástrico. Para evitar que esto ocurra, regular la distancia entre el soporte externo y el estoma, realizar la limpieza y cuidados del estoma adecuadamente, poner una gasa entre la piel y el soporte y cambiarlo diariamente.

- Obstrucción de la sonda por nutrición o medicamentos secos en el interior de la misma. Para evitarlo, deberemos pasar agua antes y después de administrar alimento y fármacos. Una vez obstruido, pasar 50ml de agua tibia por la sonda con la ayuda de una jeringa, si no se solucionase, proceder al cambio de sonda.

- Salida de la sonda, puede ocurrir de forma accidental o voluntaria. Deberemos de avisar al médico antes de que pasen 24 horas, colocar una sonda Foley de manera temporal.

- La sonda está anclada y no gira adecuadamente: Giraremos y empujaremos la sonda hacia adentro con suavidad, si no gira, avisar al médico.

- Náuseas y/o vómitos: La causa puede estar en una osmolaridad elevada de la nutrición o en una infusión demasiado rápida. Para evitarlo, diluiremos adecuadamente la fórmula y retornaremos a la velocidad de infusión previa.

- Diarreas: Pueden aparecer por intolerancia a la lactosa, dieta excesivamente grasa o por ser hiperosmolar. Para prevenirlo, administraremos soluciones sin lactosa, bajas en grasa, dietas isotónicas o diluir las hipertónicas.

- Estreñimiento: Aparece como consecuencia de un déficit de lactosa, por mal absorción de las grasas, dieta fría y escasa administración de líquidos y fibra. Para paliarlo, suprimiremos la lactosa, utilizaremos dietas pobres en grasas y administraremos suficiente cantidad de líquidos y fibra.

- Granulomas periestomales: Aparecen por la proliferación de tejido de granulación a través del estoma. Para solucionarlo, reseccionaremos y cauterizaremos el tejido[11,16,18,].

4.6. EDUCACIÓN PARA LA SALUD.

Con la educación para la salud al paciente y/o familiar, daremos la información necesaria sobre los conocimientos y habilidades que deben tener para que se adapten a esta nueva situación, y puedan realizar unos cuidados adecuados a la misma.

Las indicaciones irán encaminadas al mantenimiento y cuidado de la sonda y el estoma, así como a saber identificar los signos y síntomas de alarma, para avisar a su médico responsable o para acudir al centro de salud u hospital.

- En cuando la mantenimiento y cuidado de la sonda.

- Indicaremos la rotación de la sonda sin tirar, durante la primera semana todos los días para que no se formen adherencias entre la piel del estoma y la sonda.

- Curar diariamente el estoma durante los siguientes 7-10 días a la intervención.

- Recordar la importancia de administrar 30-50cc de agua antes y después de administrar nutrición o fármacos.

- Insistir en que la administración de alimentos y fármacos debe ser triturada y diluida en agua y a temperatura ambiente.
- Indicar aquellos fármacos que no se pueden administrar ya que no pueden ser triturados.
- Recordar, que si la sonda se deteriorase es necesario cambiarla, sino se puede cambiar a los 6 o 12 meses dependiendo del estado de la misma[15].

- Reconocer signos y síntomas de alarma.
- Fiebre
- Pérdida de peso
- Diarreas persistentes
- Náuseas o vómitos persistentes
- Dolor… ya que pueden indicar alguna de las complicaciones descritas anteriormente[15].

5 ILEOSTOMÍA

La ileostomía es una ostomía digestiva de eliminación en la que se exterioriza la porción ileal del intestino delgado a la pared abdominal. El estoma se sitúa en el cuadrante inferior derecho del abdomen, y tiene un aspecto sonrosado y húmedo.

Las heces salen por el estoma de forma involuntaria frecuentemente, sobre todo después de las comidas, son fluidas, continuas y ácidas, por lo que son muy irritantes para la piel. Tienen un color verdoso o amarillento y pueden venir acompañadas de gases[20,21].

Las ileostomías pueden ser:

- Temporales.
- Definitivas si se realiza como resultado de la extirpación total del colon y recto.
- Anastomosis ileoanal con reservorio: Es la creación de una bolsa con el íleon terminal con la función de almacenar heces[21].

5.1. INDICACIONES ILEOSTOMÍA.

Existen varias causas que justifican la realización de una ileostomía temporal o definitiva. Afortunadamente, las definitivas son menos frecuentes.

- Ileostomía definitiva.
- Colitis ulcerosa: Es una enfermedad inflamatoria intestinal que afecta al colon, completo o parcialmente. Generalmente, el tratamiento es solo médico, pero si aparecen complicaciones, se precisa realizar una intervención quirúrgica para extirpar todo el colon y el recto, haciendo una reconstrucción con una neobolsa creada para sustituir la función del recto, para así restablecer el tránsito. Aunque en ocasiones, el paciente no quiere más complicaciones, y se opta por abocar directamente el íleon a la pared abdominal.
- Poliposis adenomatosa familiar: Es una enfermedad hereditaria, que se caracteriza por presentar pólipos en el colon, aunque también pueden presentarse a lo largo del tubo digestivo. A los 40 años, suele evolucionar a adenocarcinoma de colon, por lo que todos los pacientes suelen ser

intervenidos antes[20].

- Ileostomía temporal.
- Protección de suturas realizadas en tramos intestinales siguientes, para evitar el paso de heces por las mismas.
- Protección del reservorio pélvico.
- Protección de suturas de colon cuando no se está seguro de su viabilidad[20].

5.2. DISPOSITIVOS COLECTORES.

Los dispositivos colectores se tratarán en el capítulo 8 conjuntamente con los de colostomía y urostomía, debido a que los utilizados son similares.

5.3. CUIDADOS PERIOPERATORIOS.

- Cuidados preoperatorios.
- Revisar la historia clínica del paciente y pruebas preoperatorias.
- Realizar una valoración completa al paciente.
- Explicar el significado de ostomía, enseñando los dispositivos y los cuidados necesarios a realizar.
- Marcar el lugar idóneo para ubicar el estoma: técnica del triángulo en el cuadrante inferior derecho, evitando pliegues, cicatrices, prominencias óseas... colocando al paciente en diferentes posiciones.
- Resolver aquellas dudas, preguntas... que le pudieran surgir al paciente o a la familia.
- Ofrecer apoyo emocional y asegurarse de la correcta compresión de la información.
- Realizar los cuidados preoperatorios generales: controlar constantes vitales, administrar medicación prescrita como la antibioterapia y terapia antitrombótica, preparación mecánica del colon...[2]

  - Cuidados en el postoperatorio inmediato.
  - Control de las constantes vitales, apósitos y drenajes.
  - Elegir el dispositivo que mejor se adapta al postoperatorio: transparente, sin filtro y con una ventana para poder acceder al estoma sin presionar el abdomen ni retirar el dispositivo.
  - Vigilar el estado del estoma para evitar o detectar las complicaciones precoces.
  - En cuanto sea posible, hacerle partícipe del cuidado del estoma para que adquiera el conocimiento y las habilidades necesarias para su manejo autónomo tras el alta hospitalaria. Hacer partícipe también a algún familiar.
  - Administrar sueroterapia y fármacos según prescripción.
  - Ofrecer apoyo emocional al paciente y animarle a expresar los sentimientos acerca del cambio de la imagen corporal.

– Utilizar dispositivos abierto, debido a que el débito es muy alto al principio y así podemos evacuar las heces sin necesidad de irritar la piel al despegar la bolsa.

– Los primeros días, la placa de sujeción necesita ser un poco más grande que el orificio, debido a que la mucosa está edematosa, y despúes irá disminuyendo hasta su tamaño definitivo.

– Retirar los puntos aproximadamente a los cinco días de la operación[11].

5.4. CUIDADOS HABITUALES AL PACIENTE.

- Cuidado e higiene del estoma.

– Para evitar posibles complicaciones, es necesario realizar una higiene correcta del estoma y de la piel periestomal diariamente.

– Valorar el estoma y la piel periestomal.

– Valorar la autonomía del paciente para limpiar el estoma y cambiar los dispositivos.

– Eliminar de la piel los restos de heces, ayudándose de un trozo de papel.

– Lavar el estoma y el piel con agua y jabón con pH neutro, sin frotar.

– Secar a toques con una toalla.

– Si hubiese vello no rasurar, recortar el pelo con unas tijeras.

– No utilizar gasas, ya que pueden dañar el estoma.

– Una vez la piel limpia y seca, aplicar el dispositivo colector adecuado[20,23].

- Consejos dietéticos:

– Al principio comer alimentos astringentes y luego ir introduciendo poco a poco el resto de alimentos. Hacerlo de uno en uno para ver la respuesta del organismo.

– Llevar una dieta equilibrada, saludable y adaptada a los requerimientos energéticos de cada paciente.

– Recomendar comida poco abundantes pero frecuentes, haciendo alrededor de unas 6 comidas al día.

– Recomendar masticar bien los alimentos y comer despacio, ya que facilita la digestión y evita los gases.

– Sugerir la reducción del consumo de frutas, verduras y ensaladas, pues son más incomodas de eliminar.

– Aconsejar tomar un mínimo 1,5-2 litros al día. Recomendar bebidas isotónicas, agua sin gas, infusiones, zumo de manzana, horchata y zumos de frutas.

– El aporte de líquidos es muy importante debido a que las pérdidas del mismo por el estoma son grandes, y hay riesgo de deshidratación, y alteraciones electrolíticas como la hipopotasemia, hipocalcemia o hipomagnesemia.

– Tomar los líquidos entre las comidas, de 30 a 60 minutos antes o despúes de las comidas.

- En caso de diarrea, tomar un mínimo de 5 vasos para suplir la pérdida de líquido.
- Desaconsejar el café y las bebidas sin gas.
- No tomar bebidas ni muy frías ni muy calientes.
- Tomar alimentos a la plancha, horno, salteados, hervidos o al vapor, evitando los alimentos crudos y eliminar las salsas y fritos.
- Evitar tomar cítricos porque acidificarán las heces.
- Aconsejar una dieta sin residuos y sin lactosa *(véase Anexo10)*[20,22].

- Toma de medicamentos.
- Es importante tener en cuenta que debido a la ausencia de colon, la absorción y el tiempo de tránsito intestinal están alterados.
- Recomendar los fármacos en forma de tableta sin capa entérica o en forma líquida.
- Desaconsejar aquellos que llevan capa entérica o capsulas de liberación prolongada, ya que pueden no ser absorbidos.
- Si no hubiese otra presentación, se triturará y se disolverá con agua, ya que así aseguraremos su absorción.
- Recordar que los pacientes con ileostomías no debe tomar laxantes, pues pueden ocasionar deshidratación aguda[22].

- Colocación y retirada de dispositivos colectores.

En el capítulo 8 se detallarán los diferentes dispositivos colectores, accesorios y las indicaciones para su colocación y retirada.

5.5. COMPLICACIONES DE LA ILEOSTOMÍA.

La realización de una ileostomía, conlleve una serie de complicaciones al paciente, tanto físicas como emocionales, pues se produce un gran cambio en su imagen corporal que afecta a su vida diaria, relaciones sociales…

Una gran mayoría de pacientes, sufrirán en algún momento alguna de estas complicaciones, por lo que es necesario conocerlas para saber cómo evitarlas o paliarlas.

Dividiremos estas complicaciones en físicas y emocionales o psicológicas.

Las físicas, pueden darse en el postoperatorio inmediato o mucho después de la operación, por lo que se denominan inmediatas o tardías, respectivamente.

- Complicaciones inmediatas o precoces:
- Infección o absceso: Se debe avisar al médico y valorar la extensión de la infección. Realizar curas asépticas 2-3 veces al día, aplicar colagenasa, alginato… en el absceso. Medir el estoma y aplicar un dispositivo de dos piezas abierto o cerrado. Realizar tacto digital para evitar la estenosis mucocutánea, administrar antibioterapia según prescripción. Si existiese absceso, habría que drenarlo por la parte exterior, para que el líquido drenado quedase dentro de la bolsa. Hacer partícipes al paciente y/o familia.

- Dehiscencia de la unión mucocutánea: Puede ser parcial o completa y predispone a la estenosis del estoma. Las actuaciones de enfermería van dirigidas a mantener ese espacio creado limpio rellenándolo con productos absorbentes, pasta o polvo según la profundidad del mismo, para que se cierre por segunda intención.
- Hemorragia: Es la complicación más frecuente. Las actuaciones variaran dependiendo de la cantidad y del origen, pudiéndose coartar con una compresa con suero frio, adrenalina, o si fuese necesario, suturando el vaso con sutura reabsorbible.
- Necrosis: Suele aparecer a las 24 horas del procedimiento y se produce por la obstrucción del flujo sanguíneo hasta el intestino. Es importante confirmar la extensión de la misma.
- Hundimiento: Es el deslizamiento del intestino hacia la cavidad abdominal, ocasionado por una tensión excesiva de la unión mucocutánea. Si el hundimiento es superficial, el tratamiento es conservador, aunque si el hundimiento llega al peritoneo, será necesaria la intervención quirúrgica urgente.
- Alteraciones hidroelectrolíticas: Se producen derivados de la diarrea y deshidratación con pérdidas de sodio, pero se resuelve con relativa facilidad.
- Obstrucción intestinal: La dilatación digital permite la inserción de una sonda Foley para descomprimir o realizar una irrigación con suero fisiológico. Si no se resolviese o apareciesen signos de irritación peritoneal, será necesario volver a intervenir.
- Edema: Puede aparecer en las primeras horas y a largo plazo. El estoma tiene unas dimensiones mayores y un aspecto pálido[11,20].

- Complicaciones tardías:
- Estenosis: Es un estrechamiento del orificio de salida causado por alguna de las complicaciones anteriormente descritas. Para solucionarlo pueden aplicarse medidas dietéticas, pero si aparece aumento del flujo y signos de oclusión intestinal, será necesario rehacer el estoma.
- Prolapso: Protusión del asa intestinal sobre el abdomen, aunque no es muy frecuente. Se plantea el tratamiento quirúrgico cuando interfiere en la calidad de vida del paciente, o si hubiese estrangulación o incarceración del estoma.
- Hernia paraestomal: Ocurre por un defecto en la pared abdominal, que favorece la salida de las asas intestinales hacia el peritoneo.
- Malposición: El estoma puede estar situado en pliegues cutáneos, para paliarlo se utilizarán dispositivos convexos, pastas de relleno... para mejorar la adherencia y evitar posibles fugas. En ocasiones, será necesario rehacer el estoma[11,20].

- Complicaciones cutáneas:
Son muy frecuentes debido a que el contenido que sale por el estoma ileal son muy

líquidas y ácidas, lesionando la piel. El uso inadecuado de los dispositivos también es causante de este tipo de complicación, que pueden comportar desde una dermatitis simple, hasta necrosis y ulceración de la piel periestomal.

- Por lo que es necesario un tratamiento adecuado, que irá encaminado a una limpieza adecuada y suave con agua, secado y aplicar pastas o cremas protectoras.
- En cuanto a los dispositivos, es muy importante adecuar el diámetro de la placa al tamaño del estoma, dejándola fijada a la piel unas 48-72h.
- En relación a las medidas dietéticas, se recomendará el uso de fibra y como fármaco, antidiarreicos.
- Otras opciones, es el uso de corticoides tópicos y cremas de barrera[20].

- Complicaciones metabólicas.
- Diarrea: Pueden provocar deshidratación y depleción de sodio, con disminución de la diuresis y eliminación de sodio por la orina.
- Déficit de potasio y magnesio.
- Déficit de vitamina B12: debido a la resección del íleon terminal.
- Litiasis urinaria: Debido a la pérdida de líquidos por la ilesotomía, disminuye el volumen urinaria, produciéndose una concentración mayor de la orina.
- Colelitiasis: La resección de íleon, afecta a la circulación de sales biliares, pudiendo producirse litiasis biliar[20].

- Complicaciones psicológicas.
- La autoestima se ve mermada por el cambio en la imagen corporal.
- Ansiedad, temor, por la pérdida de control de esfínter y por todas las consecuencia que conlleva la intervención: la propia enfermedad causante, la bolsa colectora, el olor…
- Puede aparecer depresión, por todos los cambios que provocará esta nueva situación en la vida del paciente.
- Se pueden ver mermadas sus relaciones psicosociales y laborales debido a lo expuesto anteriormente, así como las relaciones sexuales, pues la persona abandona todo aquello que realizaba antes porque ha perdido el interés, y el temor se apodera de las decisiones que toma, dejando paso a un aislamiento en sí mismo.
- Aun así, cada persona es diferente y puede presentar diferentes formas de aceptación o rechazo de su nueva situación, por lo que es imprescindible que nuestros cuidados sean individualizados dando respuesta a las necesidades particulares de cada paciente.
- Existen varios factores que determinan el impacto en el paciente, como el carácter beneficioso del procedimiento, si es temporal o definitivo, la edad del paciente, el apoyo familiar, el marcaje del estoma previo a la intervención, la educación sobre el manejo y cuidado del estoma…[20]

5.6. EDUCACIÓN PARA LA SALUD.

La enfermera, en su labor en la educación para la salud, debe enseñar al paciente y su familia a adaptarse a nueva situación y a familiarizarse con los cuidados que debe realizar al estoma.

- Cuidados del dispositivo e higiene del estoma.

Todo lo concerniente a dispositivos, se encuentra recogido en el capítulo 8 de este libro.

- Instrucciones para la higiene de la herida quirúrgica.
    - Lavar la herida con agua y jabón durante la ducha diaria.
    - Secar la herida a toques.
    - Evitar la exposición directa al sol de la herida durante el primer año, sino utilizar pantalla total[23].

- Instrucciones sobre la alimentación.
    - Recomendar 5 o 6 comidas al día en pequeñas cantidades.
    - La alimentación debe tener un bajo contenido en grasas y en azúcares.
    - Se recomienda ingerir hidratos de carbono como arroz, pasta, pan blanco... de manera que aporten la mayoría de calorías de la dieta.
    - Evitar bebidas carbonatadas y alimentos flatulentos.
    - Desaconsejar las verduras hervidas o crudas. Solo tomar patata y zanahoria cocida.
    - La fruta tiene que estar madura y pelada o cocida al horno.
    - Debe evitarse la leche, aunque te puede tomar yogurt y queso no grasos.
    - Importante no beber líquido durante las comidas. Se beberán entre 30-60 minutos antes o después de las comidas.
    - Comer despacio y masticar bien.
    - Recomendar dejar de comer antes de encontrarse saciado.
    - Descansar después de las comidas, pero sentado evitando tumbarse inmediatamente después[23].

- Prevención de las irritaciones de la piel.
    - Son muy frecuentes debido al contacto de las heces ácidas con la piel. Es por esto que es importante explicar al paciente la importancia de sellar el dispositivo correctamente para evitar fugas.
    - Explicar al paciente que el diámetro del estoma irá disminuyendo en los primeros meses, por lo que el diámetro del dispositivo se debe ir disminuyendo a su vez, con el objetivo de que no quede piel en contacto con las heces.
    - Una retirada inadecuada del adhesivo, también puede provocar irritaciones.

Debe de hacerse con cuidado y sujetando la piel con la otra mano.
- No raspar ni frotar la piel periestomal.
- Despegar los adhesivos cuidadosamente.
- Nunca rasurar la piel, si hay vello recortar con las tijeras.
- No utilizar alcohol ni otros desinfectantes en el estoma[20].

- Detectar signos de alarma.
- Si el estoma sangrase en abundancia por la mucosa, o por las heces.
- La apariencia del estoma se volviese azulada o negruzca.
- Dolor abdominal agudo y fiebre con escalofríos.
- Distensión abdominal.
- Cambios en el patrón normal de eliminación, cuando no hay deposiciones ni gases.
- El estoma tiene pus y el paciente comienza a tener fiebre.
- Aparición de una hernia paraestomal.
- Hundimiento del estoma más de 2,5 cm[20,23].

- Recordarle al paciente.
- El estoma no es una herida, es mucosa que tiene un aspecto brillante y rojizo.
- No utilizar secadores de pelo para la piel del estoma.
- El estoma puede sangrar ligeramente cuando lo tocamos, esto es normal, si fuese abundante, avisar a su médico o enfermera.
- Hay alimentos que no se digieren completamente, otros que nos pueden ayudar en caso de estreñimiento o diarrea, otros que producen gases y otros que aumentan o disminuyen el olor de las heces. Es importante que el paciente los conozca para que así pueda gestionarlos mejor según sus circunstancias[23].

- Adaptación a la vida cotidiana.
- Ayudar al paciente a aceptar su nueva condición, ya que es indispensable para que se recupere totalmente y acepte su nueva imagen corporal.
- Hablar abiertamente con el paciente de la enfermedad, de la intervención quirúrgica y del dispositivo colector, esto aumentará la comodidad del mismo y su normalización y aceptación.
- Recordarle la importancia de restablecer las relaciones con familiares y amigos, así como salir y estar activo. Todo ello repercute positivamente en su total recuperación.
- Hacerle ver que no es necesario que cambie su forma de vestir, solo evitar las prendas que opriman el estoma.
- Instarle a recuperar la vida laboral, ya que el estoma no es un impedimento para ello, y ayuda a normalizar su vida y a seguir activo.
- Cuando sea posible, recomendar empezar a caminar y dar paseos, ya que la

actividad física aumenta la percepción de bienestar.

- Durante los dos meses posteriores a la intervención no debe realizar ejercicios físicos que impliquen la musculatura abdominal. No debe levantar pesos superiores a 1,5 kg. A partir de esos dos meses, se puede realizar ejercicios físicos que no impliquen riesgo de golpear o dañar el estoma. La realización de natación, bicicleta, golf... se pueden realizar sin ningún tipo de problema.

- Facilitar el contacto con otros profesionales como el trabajador social o el psicólogo si fuese necesario, así como asociaciones de pacientes en su misma situación[20,23].

6 COLOSTOMÍA

Una colostomía es la exteriorización del intestino grueso a la pared abdominal a través de una intervención quirúrgica, con el objetivo de crear un orificio de salida para las heces distinto del natural[1].

El procedimiento puede realizarse en cualquier parte del intestino grueso, y dependiendo de dónde se localice, el fluente tendrá características diferentes[1].

La colostomía no afecta a la nutrición del cuerpo, ya que las funciones del intestino grueso son la de absorber agua y la de transportar heces, por lo que cuanto más alta es la colostomía, menos agua se ha podido absorber, por lo que las heces serán más líquidas y menos formadas[1].

- Las colostomías se clasifican en:
- Colostomía ascendente se forma a partir del colon ascendente, está situada en la parte derecha del abdomen. Las heces evacuadas son líquidas y ácidas.
- Colostomía transversa, formada a partir del colon transverso, está situada en la parte central del abdomen. Las heces son líquidas o semilíquidas e irritantes.
- Colostomía descendente se forma a partir del colon descendente y está situada en la parte izquierda del abdomen. Las heces son sólidas, no irritantes con una evacuación menos frecuente.
- Colostomía sigmoide, realizada a partir del colon sigmoide y está situado en la pelvis. Las heces son sólidas y formadas[1].

Las colostomías también se pueden clasificar según su permanencia, en temporales o definitivas.

Las temporales se utilizan para exteriorizan las heces durante un tiempo para descomprimir el intestino o facilitar su reposo por alguna patología, que una vez resuelta, se restablece el transito normal.

Las definitivas se utilizan para el tratamiento de lesiones malignas[1].

6.1. INDICACIONES COLOSTOMÍA.

Existen diferentes indicaciones para la colostomía, como la resección del recto con exéresis del esfínter, resección del colon sigmoide y/o recto pero dejando intacta la musculatura, derivación de las heces al exterior por un obstáculo o como parte de un tratamiento de otra patología, o tras dehiscencias de anastomosis colo-cólicas o colo-rectales en las que hay sepsis y es imposible realizar otra anastomosis.

- Las patologías más frecuentes son:
- Neoplasia de colon.
- Neoplasia de recto.
- Neoplasia de ano.
- Enfermedad diverticular.
- Vólvulo de colon.
- Poliposis colónica familiar.
- Enfermedad inflamatoria intestinal.
- Incontinencia anal.
- Traumatismo ano-rectal.
- Fístula recto-vaginal.
- Sepsis pelviana[1,11].

6.2. DISPOSTIVOS COLECTORES.

Los dispositivos colectores se tratarán en el capítulo 8 conjuntamente con los de ileostomía y urostomía, debido a que los utilizados son similares.

6.3. CUIDADOS PERIOPERATORIOS.

- Cuidados preoperatorios.
- Revisar la historia clínica del paciente y pruebas preoperatorias.
- Realizar una valoración completa al paciente.
- Explicar el significado de ostomía, enseñando los dispositivos y los cuidados necesarios a realizar.
- Marcar el lugar idóneo para ubicar el estoma: técnica del triángulo en la zona del abdomen que corresponda dependiendo de la zona del colon que se vaya a realizar, evitando pliegues, cicatrices, prominencias óseas... colocando al paciente en diferentes posiciones.
- Preparación intestinal según prescripción.
- Resolver aquellas dudas, preguntas... que le pudieran surgir al paciente o a la familia.
- Ofrecer apoyo emocional y asegurarse de la correcta compresión de la información.
- Facilitar contacto con otros profesionales (psicólogos) además de con el estomaterapeuta, así como con otras personas en su misma situación y con organizaciones que puedan ofrecer ayuda y seguridad.
- Realizar los cuidados preoperatorios generales: controlar constantes vitales, administrar medicación prescrita como la antibioterapia y terapia antitrombótica, preparación mecánica del colon... [2,11]

- Cuidados postoperatorios.
    - Control de las constantes vitales, apósitos y drenajes.
    - Elegir el dispositivo que mejor se adapta al postoperatorio: transparente, sin filtro y con una ventana para poder acceder al estoma y vaciar las heces sin presionar el abdomen ni retirar el dispositivo por lo que se evita irritar la piel al despegar la bolsa.
    - Vigilar el estado del estoma para evitar o detectar las complicaciones precoces.
    - En cuanto sea posible, hacerle partícipe del cuidado del estoma para que adquiera el conocimiento y las habilidades necesarias para su manejo autónomo tras el alta hospitalaria. Hacer partícipe también a algún familiar.
    - Administrar sueroterapia y fármacos según prescripción.
    - Ofrecer apoyo emocional al paciente y animarle a expresar los sentimientos acerca del cambio de la imagen corporal.
    - Los primeros días, la placa de sujeción necesita ser un poco más grande que el orificio, debido a que la mucosa está edematosa, y después irá disminuyendo hasta su tamaño definitivo.
    - En las cecostomías, como el contenido es más irritativo para la piel, se recomienda que el dispositivo tenga un diámetro más pequeño para evitar el contacto con la piel.
    - Los puntos suelen ser reabsorbibles, pero si no se sueltan solos, será necesario retirarlos para evitar lesiones en la piel.
    - Administrar nutrición parenteral, hasta que se empiecen a escuchar sonidos intestinales.
    - Cuando haya ruidos intestinales empezar con la tolerancia, primero con líquidos en pequeñas cantidades, y si lo tolera, a las 24 horas empezar con dieta líquida.
    - Una vez tolerada, pasar a una dieta ligera y finalmente a una normal[11,24].

6.4. CUIDADOS HABITUALES AL PACIENTE.

- Cuidados e higiene del estoma.
- Para evitar posibles complicaciones, es necesario realizar una higiene correcta del estoma y de la piel periestomal diariamente.
- Valorar el estoma y la piel periestomal, para detectar posibles complicaciones.
- Valorar la autonomía del paciente para limpiar el estoma y cambiar los dispositivos.
- Eliminar de la piel los restos de heces, ayudándose de un trozo de papel.
- Lavar el estoma y el piel con agua y jabón con pH neutro, sin frotar.
- Secar a toques con una toalla.
- Si hubiese vello no rasurar, recortar el pelo con unas tijeras.

- No utilizar gasas, ya que pueden dañar el estoma.
- Una vez la piel limpia y seca, aplicar el dispositivo colector adecuado.
- Consejos dietéticos.
- Al principio comer alimentos astringentes y luego ir introduciendo poco a poco el resto de alimentos. Hacerlo de uno en uno para ver la respuesta del organismo.
- Llevar una dieta equilibrada, saludable y adaptada a los requerimientos energéticos de cada paciente.
- Recomendar comida poco abundantes pero frecuentes, haciendo alrededor de unas 6 comidas al día.
- Recomendar beber como mínimo 1,5L de líquido al día.
- Recomendar no consumir los alimentos mu fríos ni muy calientes.
- Recomendar las cocciones a la plancha, horno, salteados... evitando los fritos y las grasas.
- Ir aumentando los alimentos de la dieta, uno por comida, para comprobar tolerancia.
- Controlar la tolerancia de los alimentos mediante la consistencia y cantidad de las heces, así como las flatulencias y la distensión abdominal.
- Evitar los alimentos flatulentos y que producen malos olores.
- Recomendar ingerir suficiente fibra y líquidos para evitar estreñimiento.
- Valorar la respuesta de cada paciente al tipo de dieta que sigue, ya que no todos toleran los alimentos de la misma manera[22,24].

- Toma de medicamentos.
- Es importante tener en cuenta que debido a la ausencia de colon, la absorción y el tiempo de tránsito intestinal están alterados.
- Recomendar los fármacos en forma de tableta sin capa entérica o en forma líquida.
- Desaconsejar aquellos que llevan capa entérica o capsulas de liberación prolongada, ya que pueden no ser absorbidos.
- Si no hubiese otra presentación, se triturará y se disolverá con agua, ya que así aseguraremos su absorción[22].

- Enema por colostomía.

Este procedimiento se realiza para resolver una obstrucción intestinal por heces, para preparar al paciente para pruebas diagnósticas o intervención quirúrgica.

- Materiales:
  o Guantes.
  o Empapador
  o Toallitas higiénicas sin alcohol.
  o Sonda Foley según el tamaño del estoma.
  o Lubricante.

o Jeringuilla de 10 cc.
o Agua bidestilada.
o Tijera
o Pinzas o tapón de sonda.
o Dispositivo de dos piezas.
o Sistema de irrigación de enema.
o Solución a irrigar: 250 cc agua tibia+250 cc de enema, o según prescripción[2].

– Procedimiento:
o Explicar al paciente el procedimiento y asegurar su intimidad.
o Preparar los materiales.
o Preparar la solución a irrigar y purgar el sistema.
o Lavarse las manos y colocarse los guantes.
o Retirar la bolsa de colostomía, limpiar la ostomía y la piel periestomal.
o Colocar la placa del dispositivo del tamaño adecuado.
o Realizar tacto digital para comprobar el trayecto e introducir la sonda con lubricante sin forzar.
o Inflar el balón con 10 cc de agua bidestilada.
o Conecta el cono de la sonda al sistema de irrigación.
o Introducir la solución lentamente, hasta tolerancia del paciente.
o Pinzar la onda unos 5-10 minutos.
o Desinflar el globo de la sonda y retirarla suavemente y conectar la bolsa abierta rápidamente a la placa de colostomía.
o Vaciar la bolsa las veces que sea necesario.
o Registrar la técnica y el resultado del mismo[2].

• Colocación y retirada de dispositivos colectores.
En el capítulo 8 se detallarán los diferentes dispositivos colectores, accesorios y las indicaciones para su colocación y retirada.

6.5. COMPLICACIONES DE LA COLOSTOMÍA.
La realización de una colostomía puede conllevar una serie de complicaciones al paciente, tanto físicas como psicológicas debido al cambio que supone en el organismo y a nivel de la imagen corporal.
• Complicaciones inmediatas o precoces:
– Edema: Es frecuente en los primeros días y es debido al trauma quirúrgico. No suele producir problemas para el inicio del tránsito intestinal. Como actuación de enfermería, aumentaremos el diámetro de la bolsa o de la placa adhesiva[11,24].
– Infección: Es frecuente sobre todo en colostomías de urgencias. Suele venir acompañada de dolor, inflamación, supuración y fiebre. Si la infección es mucocutánea será necesario realizar curas locales, retirando algunos puntos para poder drenar el contenido y lavar con suero fisiológico y antiséptico. Si

fuese necesario, recortar los esfacelos[11,24].

- Hemorragia: Es muy poco frecuente y aparece por la lesión de algún vaso durante la operación. Los pólipos o la malignidad de la patología subyacente, también puede conducir al sangrado. Suele remitir haciendo presión o suturándolo. Si la hemorragia es enterocutánea se realizará hemostasia local, si es de la mucosa, aplicar una compresa con compresa suero frío o con adrenalina, y si es arterial, será necesario hacer una sutura superficial[11,24].

- Necrosis: Se produce por insuficiente vascularización, torsión o estrangulación excesiva del mesocolon, por lo que se debe comprobar siempre antes de cerrar, que el colon está bien irrigado. Se reconoce porque el estoma adopta un color morado azulado o grisáceo. Es importante conocer la extensión, por si afecta al colon intraperitoneal, siendo necesaria la intervención quirúrgica. Las actuaciones serán observar, controlar la zona afectada durante las primeras horas[11,24].

- Complicaciones tardías:
- Estenosis: Es la reducción del diámetro del estoma, provocando una interrupción en la salida de las heces. Si la estenosis es de gran magnitud, será necesaria la intervención quirúrgica. Los cuidados irán encaminados a aconsejar una dieta rica en fibra para que las heces sean más formadas y fáciles de eliminar. Si la estenosis es parcial, se pueden realizar tactos digitales, y también se aconseja hacer irrigaciones[24].
- Retracción del estoma: se produce el hundimiento del estoma sobre la pared del abdomen. Las actuaciones irán encaminada a controlar el color del estoma, el diámetro del mismo y a la utilización de discos convexos[24].
- Prolapso del estoma: Es la salida de la mucosa a través del orificio cutáneo, por una mala fijación del colon a la piel y suele aparecer de forma progresiva, por lo que hay que controlar el crecimiento, color, signos de isquemia... Si es posible reintroducirlo mediante masajes, si no es posible está indicada la cirugía[24].
- Hernia de la pared abdominal: Es la protusión de la colostomía debido a un defecto de la pared abdominal. Es antiestético, incómodo e impide la correcta colocación del dispositivo. Se produce por hipertensión abdominal, bronquitis, obesidad, estreñimiento. Las actuaciones van encaminadas a descartar la oclusión intestinal, recomendar evitar los esfuerzos, utilizar fajas o cinturones especiales que compriman el abdomen pero no la hernia. Si la hernia produce problemas físicos o psicológicos, habría que valorar el tratamiento quirúrgico[24].

- Complicaciones cutáneas:
- Alergias al dispositivo de colostomía o a algún accesorio: Las actuaciones irán encaminadas a sustituir el dispositivo que lo provocó por otro de otro material[24].

- Granulomas: Aparecen en la unión del estoma con la piel. Los bultos sangran fácilmente y suelen aparecer como consecuencia de un traumatismo. Para reducirlo o eliminarlo por completo, se utilizará nitrato de plata, pero con precaución (unas dos o tres veces a la semana)[24].

- Ulceraciones: Pueden aparecer a causa de un cuidado inadecuado del estoma. Las infecciones bacterianas, el mal uso de dispositivos... aumenta las posibilidades de que aparezcan úlceras. Es necesario limpiar correctamente la úlcera y curar con antisépticos y pomadas cicatrizantes[1].

- • Complicaciones psicológicas:
- −Temor y ansiedad: Estos sentimientos pueden aparecer desde el momento en el que se conoce el diagnóstico de su enfermedad, la necesidad de intervención quirúrgica, la incertidumbre de lo que le depara tras la misma. Por eso es necesario informar al paciente sobre su proceso, de forma gradual para así resolver todos sus miedos y dudas. Es importante crear un ambiente de confianza para que el paciente se sienta seguro y pueda expresar sus sentimientos y emociones[1].

- −Trastorno de la imagen corporal: El hecho de portar una colostomía provocará en el paciente pensamientos negativos, tristeza... por lo que la sociedad pueda experimentar hacia él, por lo que deberemos identificar junto al paciente las acciones que mejoren ese estado. Ofreceremos la posibilidad de contactar con asociaciones de personas que están en su misma situación[1].

- −Baja autoestima: Por su nueva situación, su nueva imagen corporal, verse incapaz de relacionarse con los demás o poder afrontar situaciones sociales... por lo que la enfermera tendrá que resaltar todas su virtudes, resolver sus dudas en cuanto al trabajo, deporte, viajes... También daremos instrucciones para que consiga autonomía en el cuidado del estoma, ya que el control de la enfermedad, da mayor sensación de control y seguridad, aumentando su autoestima[1].

6.6. EDUCACIÓN PARA LA SALUD.

La enfermera, en su labor en la educación para la salud, debe enseñar al paciente y su familia a adaptarse a nueva situación y a familiarizarse con los cuidados que debe realizar al estoma.

- • Cuidados del dispositivo e higiene del estoma.

Todo lo concerniente a dispositivos, se encuentra recogido en el capítulo 8 de este libro.

- • Instrucciones para la higiene de la herida quirúrgica.
    - Lavar la herida con agua y jabón durante la ducha diaria.
    - Secar la herida con cuidado a toquecitos, sin frotar.

‾ Evitar la exposición directa al sol durante un año. Si lo hace aplicarse protector solar de pantalla total.[23]

- Instrucciones sobre la alimentación.
- Aunque no es necesario que sigan una dieta especial, si debe seguir unas recomendaciones.
- Realizar de 5 a 6 comidas al día, según tolerancia del paciente, en pequeñas cantidades.
- Se recomienda ingerir hidratos de carbono como arroz, pasta, pan blanco… de manera que aporten la mayoría de calorías de la dieta.
- Evitar bebidas carbonatadas y alimentos flatulentos, como coliflor, espárragos…
- Como fuente de proteína tomar carnes magras y tiernas, pescado y huevos.
- Condimentación sencilla y con poca grasa.
- Mantener un horario de comidas regular.
- Comer despacio masticando bien.
- Dejar de comer antes de estar saciado.
- Descansar después de las comidas sentados, evitando tumbarse[2,23].

- Prevención de las irritaciones de la piel.
  - Normalmente, se da en las colostomías proximales, cecostomías y las realizadas en el colon transverso, debido a que las heces emitidas son muy ácidas teniendo un poder irritativo en la piel periestomal. Las indicaciones a seguir son las mismas que en la ileostomía.

- Detectar signos de alarma.
  - Es importante que el paciente conozca los signos y síntomas que son anormales, y que si aparecen, debe contactar con su médico o enfermera.
  - Dolor abdominal.
  - Distensión abdominal.
  - Fiebre de 38° con escalofríos.
  - Cambios en el patrón defecatorio normal, tanto frecuencia, cantidad o características.
  - Cambios en el aspecto de la mucosa, color negruzco o azulado y también en la forma o tamaño.
  - Deshidratación, con cansancio, calambres, sequedad de boca, mareos…[23]

- Adaptación a la vida cotidiana.
  - Recomendar retomar las actividades habituales al salir del hospital

progresivamente, primero con pequeños paseos por casa, hasta que tenga fortaleza para salir a la calle.

- Recordar que durante los primeros dos meses no debe realizar ejercicios que impliquen a la musculatura abdominal, y no levantar más de 1,5 kg.

- A partir de esos dos meses ya se puede realizar ejercicios físicos que no impliquen el riesgo de dañar el estoma.

- Recomendar ducharse diariamente, con o sin dispositivo colector dependiendo de la frecuencia de las heces.

- No es necesario que cambien su forma de vestir, solo deben de evitar prendas que opriman el estoma.

- Aconsejar tener preparados kits con los dispositivos y accesorios para los viajes y salidas.

- Recordarle que podrá realizar todas las actividades que realizaba antes de la intervención, excepto aquellas que requieran un esfuerzo físico muy grave.

- Contar con los familiares como un soporte de apoyo emocional, para ayudar al paciente a adaptarse a su nueva vida.

- Recomendar incorporarse al trabajo en cuanto sea posible, ya que es positivo[23].

7 UROSTOMÍA

Una urostomía es una intervención quirúrgica mediante la cual se realiza la derivación de la orina alterando el recorrido fisiológico a un orificio que es no es el natural. Se suele abocar a la pared del abdomen, donde se recogerá la orina en un dispositivo colector[11,25].

En condiciones normales, la cantidad de orina emitida es de aproximadamente unos 1800 ml al día, pero con el estoma, la orina fluye continuamente. Es importante saber que la orina tiene un pH ácido, por lo que es irritante para la piel y puede causar lesión o ulceración de la misma[11].

Existes diferentes tipos de urostomía según la técnica que se utilice para la derivación urinaria:

- Ureterostomía cutánea: Se aboca el cabo ureteral directamente a la pared abdominal.

- Ureterostomía "in situ": Consiste en la canalización del uréter mediante un catéter.

- Anastomosis ureterocolónicas: Se utiliza un segmento aislado del colon, en un extremo se implantan los uréteres y en el otro, se aboca en forma de estoma.

- Cistoileocutaneostomía: Consiste en cerrar el cuello vesical y unir el extremo del asa ileal a la vejiga y el otro extremo a la pared abdominal.

- Ureteroileocutaneostomía (Briker): Se implantan ambos uréteres en un asa ileal aislada que se exterioriza en forma de ileostomía[11].

7.1. INDICACIONES UROSTOMÍA.

Existen diversas causas por la cuales se hace necesario realizar una urostomía, pues se pueden ver afectadas tanto las función de transporte como de eliminación de la orina.

Esta disfunción puede tener un origen adquirido o congénito y pueden afectar tanto al aparato urinario como al sistema nervioso que controla la función vesical.

- Urostomías temporales:

Una vez resuelta la causa que originó la realización del procedimiento, se puede

restablecer el trayecto normal.
- Uropatías obstructivas.
- Reflujo vésico-uretral.
- Válvulas uretrales[11].

- Permanentes:

Las patologías causantes no permiten restablecer el trayecto normal, debido que provocan la afuncionalidad de algún órgano o su extirpación.
- Cáncer de vejiga.
- Incontinencia urinaria.
- Cistitis intersticial.
- Malformaciones congénitas de vejiga y/o uretra.
- Extrofia vesical.
- Cáncer de uretra[11].

7.2. DISPOSITIVOS COLECTORES.

Los dispositivos colectores se tratarán en el capítulo 8 conjuntamente con los de ileostomía y urostomía, debido a que los utilizados son similares.

7.3. CUIDADOS PERIOPERATORIOS.

- Cuidados en el preoperatorio:
- Revisar la historia clínica del paciente y pruebas preoperatorias.
- Realizar una valoración completa al paciente.
- Explicar el significado de ostomía, enseñando los dispositivos y los cuidados necesarios a realizar.
- Informar al paciente de todos los procedimientos que vamos a llevar a cabo.
- Marcar el lugar idóneo para ubicar el estoma: tiene que ser cómodo para el paciente además de ser adecuado desde el punto de vista quirúrgico. Debe colocarse entre triangulo que forma el ombligo, la cresta iliaca y el pubis; y suele estar situado en la zona derecha.
- El marcaje del estoma debe localizarse antes de la cirugía para comprobar que se acopla bien y también para que el paciente se vaya familiarizando.
- Comprobar las pruebas preanestésicas, de sangre…
- Preparar el intestino según prescripción médica.
- Canalizar vía venosa y administrar profilaxis antibiótica y antitrombótica, según prescripción.
- Preparar físicamente al paciente: higiene corporal, rasurado, retirada de prótesis, esmalte de uñas…
- Registrar constantes vitales[2].

- Cuidados en el postoperatorio:
- Control de las constantes vitales.

- Vigilar la herida quirúrgica y el estoma y controlar la posible aparición de complicaciones.
- Colocar una bolsa transparente para comprobar el funcionamiento del estoma, vigilar el contenido que drena...
- Mantener la piel periestomal limpia y seca.
- Potenciar la deambulación temprana, para evitar problemas circulatorios o intestinales.
- Administrar fármacos prescritos.
- Valorar cantidad y aspecto de la orina.
- En cuanto sea posible, empezar a trabajar con el paciente en el cuidado de la herida quirúrgica, del estoma, con los colectores de orina.
- Ofrecer apoyo emocional al paciente y animarle a expresar los sentimientos acerca del cambio de la imagen corporal[11].

7.4. CUIDADOS HABITUALES AL PACIENTE.

- Cuidados e higiene del estoma.
    - La higiene del estoma y de la piel periestomal debe realizarse diariamente a primera hora del día, ya que es cuando menos orina sale por el estoma.
    - Las ureterostomías cutáneas necesitan una buena higiene de la piel con agua y jabón neutro.
    - Secar el estoma a toquecitos, sin frotar.
    - Comprobar el estado de la piel y el estoma para detectar posibles complicaciones.
    - Si existiese vello en la zona abdominal recortar con unas tijeras, evitando rasurar.
    - Valorar los conocimientos y habilidades del paciente para realizar la higiene del estoma, y la colocación de la bolsa colectora[11,26].

- Consejos dietéticos.
    - El paciente con urostomía no precisa seguir una dieta especial.
    - En el caso de tener otra patología como HTA, dislipemia, diabetes... el paciente deberá seguir los consejos pertinentes y adecuados a cada una de ellas.
    - Sin embargo si existen ciertos consejos, como el no tener una dieta básicamente carnívora ni completamente basada en vegetales, ya que pueden acidificar o alcalinizar en exceso la orina, provocando lesiones en la piel o favoreciendo la infección por bacterias o la formación de cristales.
    - Recomendaremos evitar los cambios de peso, ya que se puede modificar la colocación del estoma.
    - Comer despacio y masticar bien.

- Recordar la importancia de ingerir más de 2 litros de líquido al día, si no existe contraindicación.
- Tomar alimentos ricos en vitamina C: zumo de naranja, frutos rojos…
- Recordarle al paciente que algunos alimentos y fármacos pueden teñir la orina.

- Toma de medicamentos.
  - No afecta el hecho de tener una urostomía, pero si es importante indicar al paciente, que si tiene pautado un diurético, tendrá que utilizar más bolsas de lo habitual[11].

- Colocación y retirada de dispositivos colectores.
- En el capítulo 8 se detallarán los diferentes dispositivos colectores, accesorios y las indicaciones para su colocación y retirada.

7.5. COMPLICACIONES DE LA UROSTOMIA.

Las complicaciones de la urostomía es importante conocerlas tanto para tratarlas como para prevenirlas y detectarlas a tiempo.

De los diferentes tipos de derivaciones que se han expuesto, las de tipo Briker son las que menos complicaciones plantean, sin embargo, las ureterostomías cutáneas presentan más complicaciones, ya que tienden más a la retracción y a la estenosis.

- Complicaciones de las ureterostomías cutáneas.
- Obstrucción del catéter: La orina no fluye hacia el exterior y aparece un dolor lumbar debido al exceso de presión. La actuación está encaminada a retirar el catéter y sustituirlo tan pronto como sea posible. Esto puede realizarlo tanto el paciente o el cuidador si saben cómo hacerlo, o el profesional que se lo realizó en primera instancia.
- Descolocación del catéter: Se soluciona volviendo a colocar el catéter tan pronto como sea posible, para evitar estenosis.
- Estenosis a lo largo de la uretra: El catéter se colocará como guía y se comprobará su colocación.
- Infección de orina: Debe realizarse un cultivo de orina cuando se cambia el catéter, aunque una infección de orina no debe tratarse a no ser que produzca síntomas.
- Color violeta en las bolsas colectoras: No se conoce la causa, pero aparece en algunos pacientes que llevan catéteres durante muchos años, y cede tras la administración de antibiótico[11].

- Complicaciones de las urostomía tipo Briker.
- Necrosis: Debido a la falta de flujo sanguíneo al estoma, por excesiva torsión, infecciones, compresión… Se debe controlar con bolsas colectoras transparentes para controlar el estoma, aunque si la necrosis se extiende, será necesaria la intervención quirúrgica.

– Hernia periestomal: esta complicación es muy frecuente, y se produce por un fallo de la pared abdominal. Se recomienda la utilización de una faja abdominal con una abertura a nivel del estoma.

– Prolapso: Es la protusión del asa estomal a través del estoma. Si es pequeño, se recomienda utilizar un cinturón, si es muy grande, estará indicada la intervención quirúrgica.

– Hematuria y hemorragia: Puede aparecer sangre en los primeros días tras la intervención quirúrgica, pero si persistiera, será necesario determinar la causa.

– Infección periestomal: Es una complicación grave y frecuente. Si la orina irrita la piel, se produce el crecimiento de microorganismos ya que se crean las condiciones idóneas. Normalmente se produce candidiasis o como una complicación de la dermatitis. La apariencia es de placas eritematosas exudativa con pequeñas vesículas que producen picor y escozor. Es importante tratarlo adecuadamente, ya que si no pueden progresar invadiendo la mucosa del estoma y provocando fisuras en la piel, que impedirán la correcta adherencia de los dispositivos.

– La infección urinaria: Se produce por la orina residual que queda en el conducto, lo que favorece la invasión bacteriana por el estoma y también por la existencia de reflujo. Puede dar problemas en la función renal, por lo que su cuidado y prevención son fundamentales, por ello se recomienda la utilización de dispositivos con válvula antirreflujo.

– Dermatitis periestomal: Se produce por el contacto de la piel con la orina, pudiendo provocar si no se trata, retracción, estenosis del estoma… Las manifestaciones van desde el enrojecimiento, escozor, quemazón, prurito, dolor hasta la ulceración.

– Formación de cristales: Se produce por una orina alcalina, estos cristales se asientan en la zona periostomal, produciendo pequeñas heridas en la piel y en la mucosa. Esto puede empeorarse por la infección urinaria. Para tratarlo, es importante estimular la diuresis, acidificar la orina y limpiar el estoma con ácido acético que disuelve fácilmente los cristales.

– Hiperplasia epitelial: Es una superficie plegada, verrugosa, costrosa de coloración grisácea y se produce debido a la excesiva concentración de orina, su elevada alcalinidad y la sobreinfección que lesionan la piel produciendo esta reacción. El tratamiento consiste en ablandar esa zona con ácido acético, si hubiese infección se tratará y se acidificará la orina[11].

7.6. EDUCACION PARA LA SALUD.

La enfermera, en su labor en la educación para la salud, debe enseñar al paciente y su familia a adaptarse a nueva situación y a familiarizarse con los cuidados que debe realizar a la herida quirúrgica, al estoma, las recomendaciones alimentarias a seguir así como la adaptación a las actividades de la vida cotidiana.

- Cuidados del dispositivo e higiene del estoma.

Todo lo concerniente a dispositivos, se encuentra recogido en el capítulo 8 de este libro.

- Instrucciones para la higiene de la herida quirúrgica.
    - Lavar la herida con agua y jabón durante la ducha diaria.
    - Secar la herida con cuidado a toquecitos, sin frotar.
    - Evitar la exposición directa al sol durante un año. Si lo hace aplicarse protector solar de pantalla total[23].

- Instrucciones sobre la alimentación.
- Un paciente urostomizado puede seguir una dieta habitual sin restricciones.
- Asegurar una ingesta de al menos líquidos 2l al día.
- Recomendar consumir frutas y verduras ricas en vitamina C, ya que acidifican la orina, previniendo la infección de las vías urinarias y la formación de microcristales. Un ejemplo son las verduras de hoja, cítricos frutos rojos…
- También se recomienda los frutos amarillos y los naranjas: melón, mango, albaricoque, melocotón, calabaza…
- Es importante recordar que hay alimentos y medicamentos que pueden modificar el color y el olor de la orina[23].

- Detectar signos de alarma:

En el caso de presentar alguno de estos síntomas, es importante que acuda a su médico o enfermera:
- Aparición de dolor lumbar fuerte
- Fiebre de 38º con escalofríos.
- Ausencia de orina por el estoma.
- La orina tiene sangre o un olor muy fuerte
- Si no hay orina en aproximadamente 3 horas y ha bebido agua en la misma cantidad que otros días.
- El estoma tiene un aspecto negruzco o azulado.
- Hay salida de líquido entre las grapas o puntos de sutura de la herida quirúrgica[23].

- Adaptación a la vida cotidiana.
- Recomendar retomar las actividades habituales al salir del hospital progresivamente, primero con pequeños paseos por casa, hasta que tenga fortaleza para salir a la calle.

- Recordar que durante los primeros dos meses no debe realizar ejercicios que impliquen a la musculatura abdominal.

- A partir de esos dos meses ya se puede realizar ejercicios físicos que no impliquen el riesgo de dañar el estoma.

- Recomendar ducharse cada día, evitar bañarse durante las dos primeras semanas.

- No es necesario que el paciente cambie su forma de vestir, solo debe evitar prendas que opriman el estoma.

- Es muy importante, que a la vuelta a su vida habitual, cuente con el apoyo de su entorno familiar, con el fin de favorecer la adaptación a la nueva situación.

- Recordarle al paciente, que una vez pasado el proceso de recuperación y adaptación, podrá volver a realizar las actividades que realizaba anteriormente, exceptuando aquellas que requieren un gran esfuerzo físico.

- Animar cuanto antes a incorporarse a la vida social y laboral, ya que el hecho de sentirse activo, mejora la percepción de la salud.

- Cuando el paciente salga de viaje, recordar la importancia de llevar con él, el material necesario o incluso de sobra[23,25].

● Relaciones sexuales:

−Las personas que tienen realizada una urostomía, pueden ver afectada su vida sexual, por lo que es muy importante abordar esta esfera de la vida del paciente.

−Para comenzar, será necesario conocer los hábitos sexuales de la pareja, para así poder realizar una valoración completa y ajustar los cuidados a las necesidades de cada paciente.

−En el hombre, la cistectomía radical (resección de la vejiga) puede provocar impotencia, debido a la sección de los nervios encargados de controlar la erección y la eyaculación. La actitud terapéutica puede ir encaminada a un tratamiento médico o a la colocación de una prótesis de pene.

−En la mujer, el problema radica en la falta de lubricación vaginal, que produce dispaurenia, debido a la lesión de los nervios que controlan la secreción de moco vaginal. Para ello pueden utilizarse lubricantes, ejercicios de Kegel, cambios posturales durante el coito…

−También puede ocurrir, que no haya lesión nerviosa, y solo se produzca por un incremento del estrés y el miedo al rechazo al sentirse menos atractivo.

−En cualquiera de los casos, es muy importante la comunicación, y la aceptación del estoma y el dispositivo por parte de la pareja, así como la incorporación de nuevas prácticas sexuales.

− Los sanitarios deberemos ofrecer toda la información necesaria tanto al paciente como a su pareja de forma clara, para que conozcan la situación y las implicaciones que conlleva, para que así puedan afrontarlas conjuntamente[11,25,26].

8 DISPOSITIVOS

Una vez el paciente se ha sometido a una intervención quirúrgica para realizarse una ostomía de eliminación ya sea digestiva o urinaria, necesitará portar un dispositivo colector que recoja los efluentes que salen por el mismo y además eliminen el olor que producen.

Es muy importante la elección de un dispositivo que permita al paciente llevar una vida completamente normal, para que no tengan que preocuparse de olores, abultamientos debajo de la ropa…

Además de los criterios ya nombrados, es necesario seguir otros que ayuden a elegir el dispositivo que mejor se adapte a las características del paciente, la ubicación de la ostomía…

- Tipo de estoma: ileostomía, colostomía o urostomía.
- Tipo de piel periestomal: Es importante valorar si la piel es muy sensible y se irrita fácilmente, o por el contrario la piel es normal o no requiere cambios frecuentes. En el primer caso se optará por un sistema de dos piezas, y en el segundo una bolsa de una pieza[22].
- Tipo de efluente: Es importante valorar si las heces son sólidas, líquidas o semipastosas, o si el contenido es orina. En el caso de heces sólidas, se recomienda la utilización de bolsas cerradas, y cuando las heces son líquidas, semipastosas o es orina el contenido, se utilizarán bolsas abiertas.
- Características del estoma: tamaño, forma, protuberancia o hundimiento, complicaciones…
- Tipo de actividad que realiza el paciente: tanto en el trabajo o como deporte[11,22].

8.1. TIPOS DE COLECTORES.

Los diferentes colectores pueden clasificarse siguiendo varios criterios, en cuanto a su sistema de evacuación, de sujeción… *(Véase Anexo 11)*[2,11].

- Según el sistema evacuación:
- Bolsa cerrada: están completamente selladas, por lo que tras cada uso se debe

cambiar entera, sin posibilidad de vaciar el contenido. Este tipo de bolsas se utilizan cuando las heces son sólidas o pastosas.

- Bolsa abierta: Estas bolsas tienen la parte inferior abierto, de manera que es posible vaciar las heces y los gases, sin tener que retirar la bolsa. El extremo abierto se cierra con una pinza u otro sistema incorporado. Se suelen utilizan cuando las heces son líquidas[21].

- Bolsa abierta con válvula antirreflujo: Estas bolsas al igual que las anteriores permiten la evacuación de su contenido, pero en su interior hay una cámara antirreflujo para evitar el contacto entre el efluente y el estoma, y así evitar infecciones e irritaciones. Estas bolsas están indicadas en las urostomías[11].

- • Según el sistema de sujeción:
- Bolsa de una pieza: el disco que se adhiere a la piel y la bolsa están unidos en el mismo dispositivo, por lo que al retirarlo se retira el dispositivo completo. Son flexibles y discretas.
- Bolsas de dos, tres piezas o múltiples: Estos dispositivos están formados por un disco, que es el que se adhiere a la piel, y por la bolsa, que se unirá a este, mediante un enganche mecánico que ayudará a dar más seguridad.

El disco que forma parte de este dispositivo puede ser:

- o Plano: es adecuado para los estomas que sobresalen de la pared abdominal.
- o Convexo: Este tipo de disco genera presión en el área periestomal, de manera que los estomas retraídos o planos, sobresalen para evitar que las heces o la orina irriten la piel[21].

- • Apariencia de las bolsas:
- Bolsas transparentes: permiten visualizar el estoma y el contenido efluente. Se utilizan en el postoperatorio y en caso de complicaciones.
- Bolsas opacas: Tienen una capa externa color beige que no permiten ver el contenido[11,21].

8.2. SISTEMAS CONTINENTES.

Debido a que portar una bolsa colectora es muy incómodo para los pacientes, se han creado sistemas para poder controlar la evacuación de efluentes. Sin embargo, este tipo de sistemas, no pueden ser utilizados en todas las ostomías.

Existen varias ventajas en la utilización de estos sistemas, como poder elegir el momento de la evacuación, evitar problemas de ruidos y malos olores, tener una menor dependencia de los dispositivos, así como ahorrar en la compra de los mismos. Todo ello tiene como resultado una mejor calidad de vida del paciente, sin embargo es necesario que el paciente disponga de tiempo suficiente, para realizarlo[11].

Los métodos continentes utilizados en la actualidad son la irrigación del estoma y el uso de obturadores[11].

- La irrigación: Consiste en la realización de un lavado intestinal con el fin de acostumbrar al intestino a evacuar a la misma hora, administrando entre 400-500 cc de agua tibia para generar unas contracciones que vacían el intestino. De esta manera se asegura que no se eliminen heces en 48 horas.

Solo se puede utilizar en las ostomías del colon descendente. Los sistemas constan de una bolsa graduada, un cono romo, una placa que se fija al abdomen con adhesivo y las mangas de drenaje. Más adelante veremos el procedimiento.

- El obturador: Solo se pueden utilizar en colostomías con heces formadas, y puede combinarse con la irrigación. Consigue una continencia de unas 8-12 horas. Constan de una base adhesiva con filtro y un vástago de espuma comprimida, que al humedecerse se expande dentro del estoma, obturándolo evitando la salida de contenido, pero si permite la de gases[11,21].

8.3. ACCESORIOS.

Además de hacer una buen elección del dispositivo que mejor se adapte al estoma, si este es irregular o la piel periestomal está lesionada, irritada… existen diferentes accesorios que permiten que el dispositivo colector se adapte bien al estoma y se eviten complicaciones.

- Cinturones y telas adhesivas: Los cinturones son una goma elástica que se unen a cada lado de la bolsa, y la tela es similar al esparadrapo. Se utilizan para reforzar la sujeción de los dispositivos.
- Pasta niveladora: Rellena los pliegues, surcos, cicatrices… para ayudar a que el disco se adapte bien a la piel y evitar fugas. También sirve para regenerar la piel cuando hay irritaciones o heridas.
- Crema protectora: Se extiende en la piel periestomal, equilibra el pH cutáneo y evita que el efluente entre en contacto con la piel.
- Desodorante: Son polvos que se echan dentro de las bolsas antes de colocarla y así evitar los malos olores.
- Lociones o toallitas: Utilizadas para limpiar la piel periestomal y aumenta la fijación.
- Lubricantes: se introducen dentro de la bolsa para facilitar el deslizamiento de las deposiciones.
- Gelificadores: Se utilizan para dar mayor consistencia a las deposiciones es pacientes portadores de ileostomía. Se presentan en comprimidos que se introducen en la bolsa.
- Bolsas de drenaje nocturno: Se utilizan en estomas urológicos. Son dispositivos que se conectan a la válvula de las bolsas colectoras abiertas, de manera que se evita el llenado de la misma permitiendo al paciente un mejor descanso nocturno[11,21,22].

8.4. LIMPIEZA DEL ESTOMA Y COLOCACION DEL DISPOSITIVO.

El paciente portador de una ostomía, además de los cuidados específicos que se han detallado en los capítulos anteriores, debe conocer como autocuidados básicos, como debe retirar el dispositivo, limpiar adecuadamente la piel y el estoma y volver a colocar el dispositivo adecuadamente para evitar posibles complicaciones y favorecer la seguridad en sí mismo así como la aceptación de su nueva imagen corporal, ya que repercutirá en todos los ámbitos de su vida social, laboral, sexual…

La higiene y cuidados del estoma deben realizarse diariamente, y antes de comenzar es importante asegurarse de que todos los materiales están preparados.

- Materiales:
  - Agua y jabón con pH neutro.
  - Solución salina si es estoma urológico.
  - Gasas estériles si es estoma urológico.
  - Toalla y esponja.
  - Plantilla para medir el estoma.
  - Tijeras curvas.
  - Guantes desechables y estériles para las urostomías.
  - Dispositivo de ostomía adecuado al tipo de estoma y paciente.
  - Accesorio para el dispositivo si es necesario.
  - Bolsa para los deshechos.
  - Protector de cama (empapador).

- Procedimiento.

En los primeros días los cuidados los realiza la enfermera en la planta de hospitalización, pero tendremos que ir enseñando al paciente para que el mismo realice estos autocuidados en cuando sea posible.

Es importante, por lo tanto, involucrar tanto al paciente como a un familiar en la higiene y en el cambio del dispositivo.

- Favoreceremos la intimidad y le explicaremos el procedimiento que vamos a realizar.
- Debemos animar al paciente a que vea el estoma y los cuidados que son necesario realizar.
- Resolveremos las dudas y temores que puedan surgir durante el procedimiento.
- Colocaremos el protector de cama y le diremos al paciente que se coloque en la posición en la que se encuentre más cómodo y le proporcione mayor autonomía.
- Lavarse las manos y colocarse los guantes.
- Si estamos frente a una urostomía, vaciaremos el contenido de la bolsa para evitar que se derrame el mismo.
- Retiraremos la bolsa desde arriba hacia abajo y desde la periferia al centro con suavidad sujetando la piel con la otra mano, para evitar lesionar la piel, arrancar puntos y en urostomías, arrancar los tutores ureterales.
- Si el dispositivo es de dos piezas, y no requiere quitar el adhesivo, solo

retiraremos la bolsa, y cambiaremos la placa cuando sea necesario.

- Nos cambiaremos los guantes a otros estériles hasta que la herida quirúrgica no haya cicatrizado por completo.

- Limpiaremos el estoma con agua y jabón y secaremos a toquecitos sin friccionar.

- No utilizar secadores o similares para secar la piel, ya que resecan la piel.

- Si hubiese vello en la piel periestomal, recortaremos con tijeras y no rasurar nunca.

- Observaremos el aspecto del estoma en cuanto al color (rojo brillante), diámetro, la forma, si hubiese lesiones, el estado de la unión mucocutánea...

- Observaremos la piel periestomal, si hubiese reacciones de hipersensibilidad al adhesivo, al material de los colectores, si estuviese irritada por los efluentes...

- En caso de urostomía, comprobaremos la permeabilidad de los catéteres uretrales. Si hay sospecha de obstrucción descartar acodaduras o estrechamiento de la luz.

- Mediremos el diámetro del estoma con una plantilla. Se recomienda realizarlo cada semana, y si hubiese edema, cada 24 horas ya que va modificándose.

- Elegiremos el dispositivo más adecuado: transparente si es el postoperatorio, opacas si ya tiene control del estoma...

- Colocar la plantilla en la cara posterior de la placa recortando el tamaño del estoma.

- Recortar con las tijeras la placa, dejando una abertura lo más similar posible al estoma, pero con unos 2-3 mm más de diferencia.

- Ajustaremos la placa lo máximo posible evitando lesionar el estoma, pero asegurándonos de que el contenido no irrita la piel.

- Repasaremos con un dedo los bordes para quitar irregularidades.

- Pegaremos la placa del dispositivo, retirando el papel protector y pegar de abajo hacia arriba tensando la piel, así facilitaremos la adhesión y evitaremos arrugas.

- En las urostomías, antes de pega la placa tendremos que introducir los tutores ureterales evitando acodamientos.

- Hay que tener en cuenta, que las placas en los dispositivos de 2 piezas, pueden permanecer 3-4 días adheridas a la piel si necesidad de cambiarlas. Aunque también hay que tener en cuenta las necesidades del paciente y la presencia de fugas.

- Una vez pegada la placa, masajearemos con el dedo haciendo movimientos circulares desde dentro hacia afuera para mejorar la adherencia.

- Valoraremos la necesidad de utilizar algún tipo de accesorio.

- Conectaremos la bolsa colectora a la placa de abajo hacia arriba, comprobando que está bien hermética.

- En el caso de urostomías e ileostomías, con bolsa abierta comprobar que la válvula de drenaje inferior está cerrada.

- Asegurarse que está todo bien colocado, dando un pequeño tirón a la bolsa.
- Colocar la bolsa según la posición del paciente para favorecer el vaciado. Si el paciente está tumbado la colocaremos lateralizada, y si está de pie o sentado, en posición vertical.
- Ayudaremos al paciente a acomodarse.
- Recoger el material, limpiaremos y nos lavaremos las manos.
- El contenido de la bolsa se deshecha en el inodoro y el dispositivo en una bolsa anudada en la basura.
- Registraremos todos los cuidados realizados al paciente.
- Frecuencia de cambio de dispositivo.
o Urostomías e ileostomías: Cambiaremos la bolsa cada 24-48 horas, aunque también hay que tener en cuenta las necesidades y comodidad del paciente. Los dispositivos utilizados se pueden vaciar a través de la válvula inferior cuando está llena 1/3 de su capacidad, esto se hace para evitar que se despegue el dispositivo por el peso y que el drenaje esté en contacto con el estoma.
o Colostomías: Los dispositivos utilizados en las colostomías, se vaciaran cuando tengan lleno un 1/3 de su capacidad[2,22,27].

8.5. IRRIGACIÓN POR COLOSTOMIA.
La irrigación es un procedimiento mediante el cual se realiza el lavado intestinal introducción agua tibia a través del estoma, con el objetivo de lograr una continencia pasiva de las heces, evitando la emisión de las mismas de al menos 36-48 horas[11,27].
Este procedimiento solo es aplicable en las colostomías descendentes y sigmoideas.

- • Materiales:
- Guantes.
- Empapador
- Toallitas higiénicas sin alcohol.
- Lubricante.
- Dispositivo.
- Set de irrigación para colostomías.
- Solución a irrigar
- Obturador.

- • Procedimiento:
- Informaremos al paciente del procedimiento a realizar proporcionaremos intimidad.
- Colocaremos al paciente sentado en una silla cerca del inodoro.
- Lavarse las manos y preparar el material necesario para realizar el procedimiento.
- Preparar la solución a irrigar e introducirla en la bolsa.

- Purgaremos el tubo de administración y cerraremos la llave.
- Colgaremos la bolsa de irrigación a una altura por encima de la cabeza del paciente, para que el agua caiga sin dificultad.
- Retiraremos la bolsa de colostomía.
- Limpiar adecuadamente el estoma y la piel periestomal.
- Hacer tacto digital del estoma con el dedo índice enguantado y lubricado en las primeras irrigaciones.
- Pondremos la manga de irrigación adherida alrededor del estoma, e introduciremos el otro extremo de la manga en el interior del inodoro.
- Lubricaremos el cono y lo uniremos al sistema de la bolsa irrigadora.
- Introducir el cono en la colostomía por el extremo superior de la manga manteniéndolo mediante presión suave.
- Abrir la llave dejando que el agua pase lentamente.
- Si hubiese dificultad en la entrada de agua movilizar el cono y realizar un masaje en la zona abdominal en el sentido de las agujas del reloj.
- Cuando ya ha entrado toda el agua, cerrar la llave reguladora y mantener el cono unos dos minutos para evitar el reflujo rápido.
- Retirar el cono y cerrar la abertura superior de la manga.
- Cuando ya hayan dejado de salir heces, unos 30-60 minutos, retirar la manga y realizar la higiene del estoma de forma habitual.
- Colocar un dispositivo colector o el obturador.
- Este procedimiento es recomendable realizarlo durante 7 días seguidos la primera vez, y después hacerlo cada 48-72 horas o según lo necesite el paciente.
- Registrar el procedimiento realizado y la tolerancia y resultado del mismo[2].

9 RESUMEN

Las ostomías de ventilación, nutrición y eliminación, son procedimientos que se realizan con relativa asiduidad en los diferentes servicios hospitalarios, razón por la cual es imprescindible que las enfermeras de los diferentes niveles asistenciales estén correctamente preparadas para poder proporcionar una correcta asistencia e información tanto al paciente ostomizado como a su familia.

Este tipo de procedimientos, suele conllevar dificultades a los pacientes a la hora de aceptar su nueva situación pues la realización de una ostomía provoca cambios biológicos, físicos, psicológicos y sociales; razón por la cual la enfermera debe conocer y saber abordar estos diferentes ámbitos de la persona.

Primero tenemos que conocer los tipos de ostomías que se realizan y la causa que desencadena la realización de la misma.

Las ostomías se clasifican en ostomías de ventilación (traqueostomía), de nutrición (gastrostomía) y de eliminación, que pueden ser digestivas o urológicas.

La traqueostomía es una abertura que comunica la tráquea con el exterior a través de la piel del cuello, se realiza con el objetivo de mantener las vías aéreas permeables y facilitar la excreción de secreciones. Esta puede ser temporal o permanente, y entre las indicaciones están la resección completa de la laringe por lesión maligna, estenosis laríngea, ventilación mecánica prolongada...

La gastrostomía es la abertura que se realiza en el estómago a través de la pared abdominal, constituyendo una nueva vía de entrada para alimentos, líquidos y medicamentos. Las razones que motivan a realizar este procedimiento son problemas neurológicos que impiden la deglución, la presencia de lesiones malignas en la cavidad oral, laringe o esófago, traumatismos, enfermedades que requieren un control nutricional muy estrecho...

Las ostomías digestivas de eliminación se clasifican en ileostomía o colostomía, dependiendo de la zona donde se realice.

La ileostomía, es una ostomía de eliminación donde el íleon (parte distal del intestino delgado) está exteriorizado en la pared del abdomen. Las indicaciones son la colitis ulcerosa, la poliposis adenomatosa familiar, la protección de suturas distales...

La colostomía, es una ostomía digestiva de eliminación en la que se aboca el colon (una de sus porciones) al exterior a través de la pared abdominal. Las indicaciones más frecuentes son la neoplasia de colon, recto, ano, vólvulo colónico, poliposis colónica...

La urostomía es una ostomía de eliminación urológica, en la cual se deriva el recorrido de la orina por otro que no es el normal. Se puede abocar a la pared abdominal o derivarlo a las asas intestinales. Las causas que requieren este tipo de procedimiento son el cáncer de vejiga, malformaciones congénitas, reflujo vésico-uretral...

Cada tipo de ostomía precisa de unos dispositivos adecuados a cada uno de ellos, así la traqueostomía emplea cánulas, la gastrostomías unas sondas especiales denominadas GEP y en el caso de las ostomías de eliminación ya sean digestivas o urológicas, se emplearán dispositivos colectores.

Cada dispositivo nombrado, tiene unas características y precisa de unos cuidados específicos, que tanto la enfermera como el paciente portador de la ostomía y/o familiar deben conocer.

La realización de una ostomía conlleva grandes repercusiones en la vida de los pacientes y de sus familiares, es por ello que los cuidados de enfermería deben comenzar en el preoperatorio y extenderse durante toda la vida del paciente.

Los cuidados deben ir orientados a asistir sanitariamente, a dar tranquilidad, confianza y seguridad, apoyando emocionalmente al paciente, resolviendo sus dudas y enseñándole todo aquello que necesita saber para ser completamente autónomo en su día a día, pues esto aumenta la seguridad, mejora la percepción de la calidad de vida y se consigue una mejor aceptación de la nueva situación.

10 BIBLIOGRAFÍA

1. Alonso Basaguren, V. Trabajo fin de grado: Cuidados enfermeros a pacientes portadores de colostomía. [Internet] 2016. Universidad de La Rioja. Disponible en: http://biblioteca.unirioja.es/tfe_e/TFE002051.pdf

2. Servicio canario de salud. Guía de cuidados a la persona portadora de un estoma. [Internet]. 2012. Disponible en: http://www3.gobiernodecanarias.org/sanidad/scs/content/46036049-3277-11e3-a0f5-65699e4ff786/GuiaCuidadosPersonaEstoma.pdf

3. Guía de cuidados del paciente ostomizado. Duoc UC. Escuela de Salud. [Internet]. Disponible en: http://biblioteca.duoc.cl/bdigital/Documentos_Digitales/600/610/39628.pdf

4. Tortora GJ, Derrickson B. Principios de Anatomía y Fisiología. 13ª ed. México: Ed. Médica Panamericana; 2013.

5. NIH. Instituto Nacional del cáncer. [Internet]. EEUU; [actualizado 7 abril de 2017; citado 16 mayo 2017]. Disponible en: https://www.cancer.gov/espanol/tipos/intestino-delgado/paciente/tratamiento-intestino-delgado-pdq

6. Ciencias de Joseleg. El riñón humano [Internet]. 2016 [Citado 16 mayo 2017]. Disponible en: http://cienciasdejoseleg.blogspot.com.es/2016/06/12-el-rinon-humano.html

7. Ciencias biológicas y educación para la salud. Anatomía y fisiología del sistema renal [Internet]. [Citado 16 mayo 2017]. Disponible en: http://hnncbiol.blogspot.com.es/2008/01/anatomia-y-fisiologia-del-sistema_21.html

8. Terapia respiratoria. Anatomía del aparato respiratorio. [Internet]. [Consultado 16 mayo 2017]. Disponible en: http://nataliapenagosterapiarespiratoria.blogspot.com.es/p/blog-page.html

9. Alfaro Martínez E, Delgado Sevilla D, Fernández Castro B. Cuidados del estoma traqueal, traqueotomía y traqueostomía. Portales médicos. [Internet] 2016. [Citado 17 mayo 2016]; XI (23). Disponible en: http://www.revista-portalesmedicos.com/revista-medica/cuidados-estoma-traqueal-

traqueotomia-traqueostomia/

10. Florez Almonacid CI, Romero Bravo A. Cuidado de pacientes con cánula de traqueostomía. [Internet] 2010. [Citado 17 Mayo 2017] Disponible en: https://www.juntadeandalucia.es/servicioandaluzdesalud/hrs3/fileadmin/us er_upload/area_enfermeria/enfermeria/procedimientos/procedimientos_20 12/d5_cuidados_pacientes_canula_traqueostomia.pdf

11. Corella Calatayud JM, Vázquez Prado A, Tarragón Sayas MA, Mas Vila T, Corella Mas JM, Corella Mas L. Estomas: Manual para enfermería. 2005.

12. Caravaca García A, et al. Manual de manejo de la traqueotomía para sanitarios y pacientes. Cádiz: Liberlibro.com; 2014.

13. Tracheostomy. Tipos de tubos para traqueostoma. [Internet]. [Consultado 17 mayo 2017]. Disponible en: http://www.tracheostomy.com/spanish/types.htm

14. Clavel Cerón R, Calvo Torres MD, Luque Martínez MJ, Subiela García JA. Atención integral al paciente portador de cánula. Servicio murciano de salud [Internet] 2016. Disponible en: http://www.murciasalud.es/recursos/ficheros/367664-LIBRO_ENFERMERIA_W.pdf

15. Ruiz Morán E, Robles Amar J. Actuación de enfermería en la gastrostomía endoscópica percutánea (GEP). Instituto digestivo médico quirúrgico. [Internet] Palma de Mallorca. [Consultado 18 mayo 2017]. Disponible en: http://www.aegastro.es/sites/default/files/recursos_enfermeria/07_PE_Ga strostomia_endoscopica_percutanea.pdf

16. Friginal Ruiz AB, González Castillo S, Lucendo AJ. Gastrostomía endoscópica percutánea: una actualización sobre indicaciones, técnica y cuidados de enfermería. Enferm Clin. 2011;21 (3):173-178.

17. Sonda de gastrostomía con balón. [Internet]. Argentina. [Consultado 19 mayo de 2017]. Disponible en: http://silmag.com.ar/new/productos/sonda-para-gastrostomia-con-balon-2/

18. Balbás Liaño VM, Gómez Laso AF. Curso: Proceso de atención de enfermería en los principales síndromes geriátricos. [Internet] 2014. [Consultado 18 mayo 2017] Disponible en: http://www2.enfermeriacantabria.com/web_cursosenfermeria/docs/MOD ULO_4_3.pdf

19. Pérez Rico L. Cambios y cuidados sondas PEG. [Internet]. 2013. Hospital universitario de Elche. [Consultado 18 mayo de 2017]. Disponible en: http://heridasycuras.esy.es/documentos/sondaspeg.pdf

20. Armentia Avila N. Trabajo fin de grado: Atención integral al paciente portador de ileostomía. [Internet] 2015. [Citado 19 mayo 2017]. Universidad de La Rioja. Disponible en: http://biblioteca.unirioja.es/tfe_e/TFE001079.pdf

21. Angulo Sainz de la Maza E. Trabajo fin de grado: Cuidados enfermeros del paciente ostomizado. [Internet] 2016. [Citado 19 mayo 2017]. Universidad de La Rioja. Disponible en: http://biblioteca.unirioja.es/tfe_e/TFE002053.pdf

22. Tegido Valentí M, Blanco Álvarez A, Soriano-Izquierdo A. Actuaciones de

enfermería en el cuidado del paciente ostomizado digestivo. [Internet] Hospital Universitario de Bellvitge. [Citado 20 mayo 2017]. Disponible en: https://www.aegastro.es/sites/default/files/recursos_enfermeria/29_PE_C uidados_en_pacientes_ostomizados.pdf

23. Grupo C.O.F. de enfermeros expertos en ostomía. Guía para la planificación y el registro del cuidado del paciente ostomizado. Coloplast Productos Médicos S.A. 2015.

24. López Madrid A. Trabajo fin de grado: Cuidado de la ostomía y piel periestomal en el paciente colostomizado. [Internet] 2014. [Citado 21 mayo 2017]. Universidad de Jaén. Disponible en: http://tauja.ujaen.es/bitstream/10953.1/1303/1/TFG_LopezMadrid%2CA na.pdf

25. Areta Cuesta C. Aprendiendo a vivir con una urostomía. [Internet] 2013 [Citado 23 mayo 2017]. Disponible en: https://es.slideshare.net/aduyan/20131015-aprendiendo-a-vivir-con-una-urostoma-ppt

26. Coloplast. Manual práctico: Una ayuda para las personas urostomizadas y sus familiares. [Internet] 2014. [Citado 25 mayo 2017]. Disponible en: https://www.coloplast.es/Global/Spain/Ostomia/Otros/PDF/PACE%20 UROS%20DOMICILIARIO%20Manual%20pr%C3%A1ctico%20MAT%2 0G1794.pdf

27. Hospital Gregorio Marañón. Documentación de enfermería: Colostomía, ileostomía, urostomía. [Internet] 2010 [Citado 21 mayo 2017]. Disponible en: http://www.madrid.org/cs/Satellite?blobcol=urldata&blobheader=applicati on/pdf&blobkey=id&blobtable=MungoBlobs&blobwhere=1271685145339 &ssbinary=true

EDITOR: *Diego Molina Ruiz*

11 ANEXOS

EDITOR: *Diego Molina Ruiz*

ANEXO 1. FIGURA 1.

Figura 1: Partes del estómago.

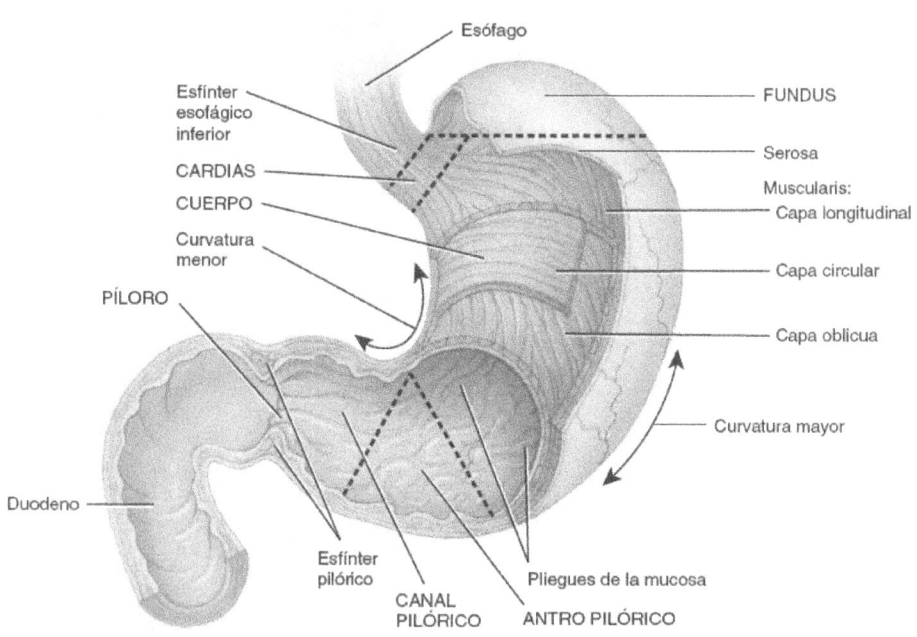

Fuente: Tortora GJ, Derrickson B. Principios de Anatomía y Fisiología. 13ª ed. México: Ed. Médica Panamericana; 2013.

EDITOR: *Diego Molina Ruiz*

ANEXO 2. FIGURA 2.

Figura 2: Partes del intestino delgado.

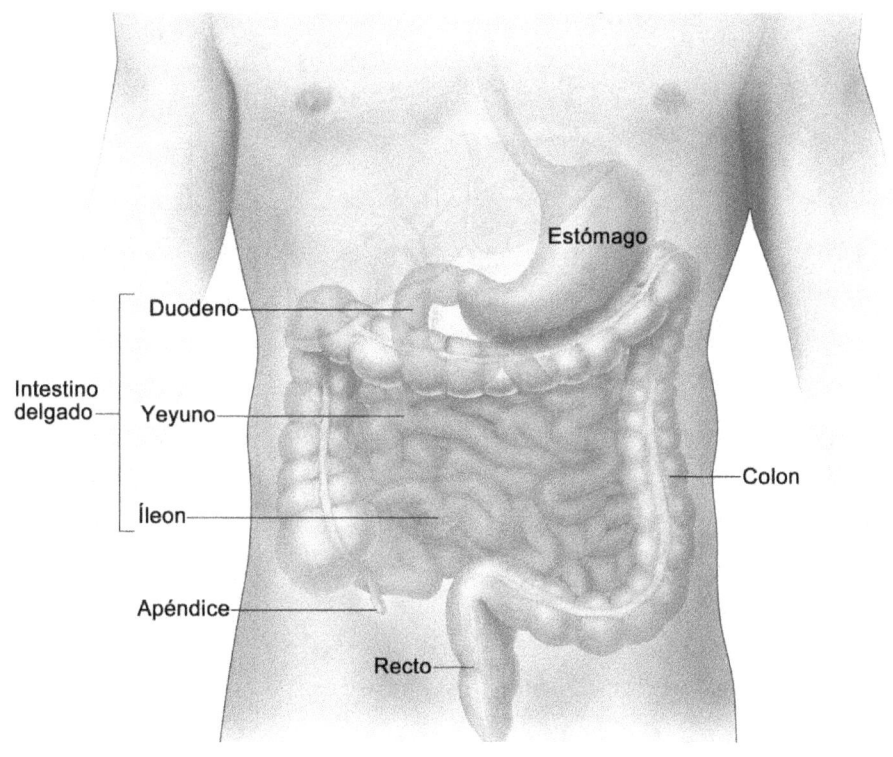

Fuente: NIH. Instituto Nacional del cáncer. [Internet]. EEUU; [actualizado 7 abril de 2017; citado 16 mayo 2017]. Disponible en: https://www.cancer.gov/espanol/tipos/intestino-delgado/paciente/tratamiento-intestino-delgado-pdq

EDITOR: *Diego Molina Ruiz*

ANEXO 3. FIGURA 3.

Figura 3: Partes del intestino grueso.

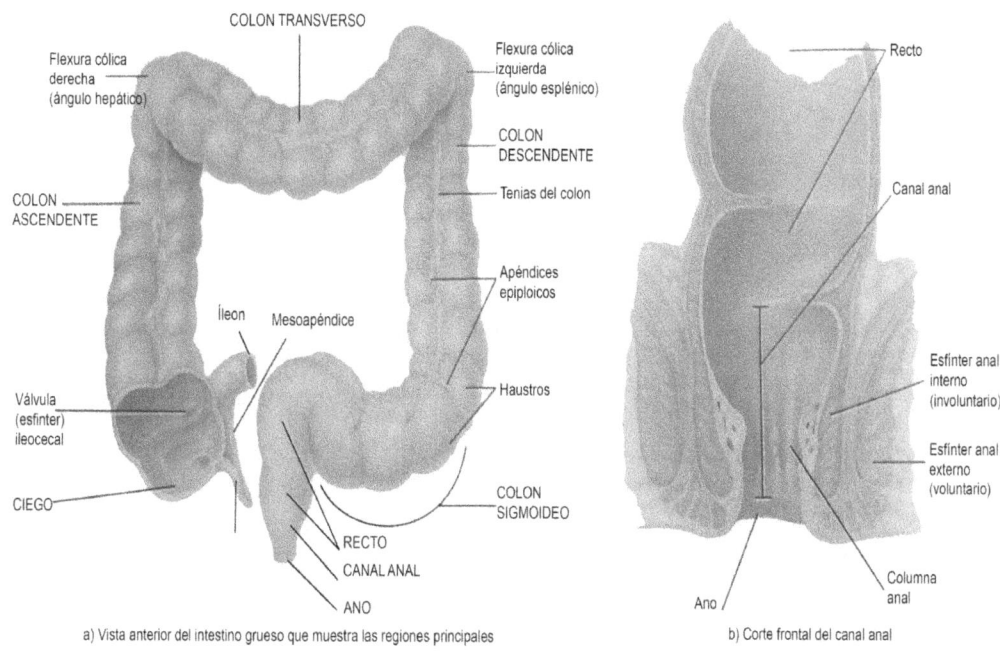

a) Vista anterior del intestino grueso que muestra las regiones principales

b) Corte frontal del canal anal

Fuente: Tortora GJ, Derrickson B. Principios de Anatomía y Fisiología. 13ª ed. México: Ed. Médica Panamericana; 2013.

EDITOR: *Diego Molina Ruiz*

ANEXO 4. FIGURA 4.

Figura 4: El riñón y sus partes.

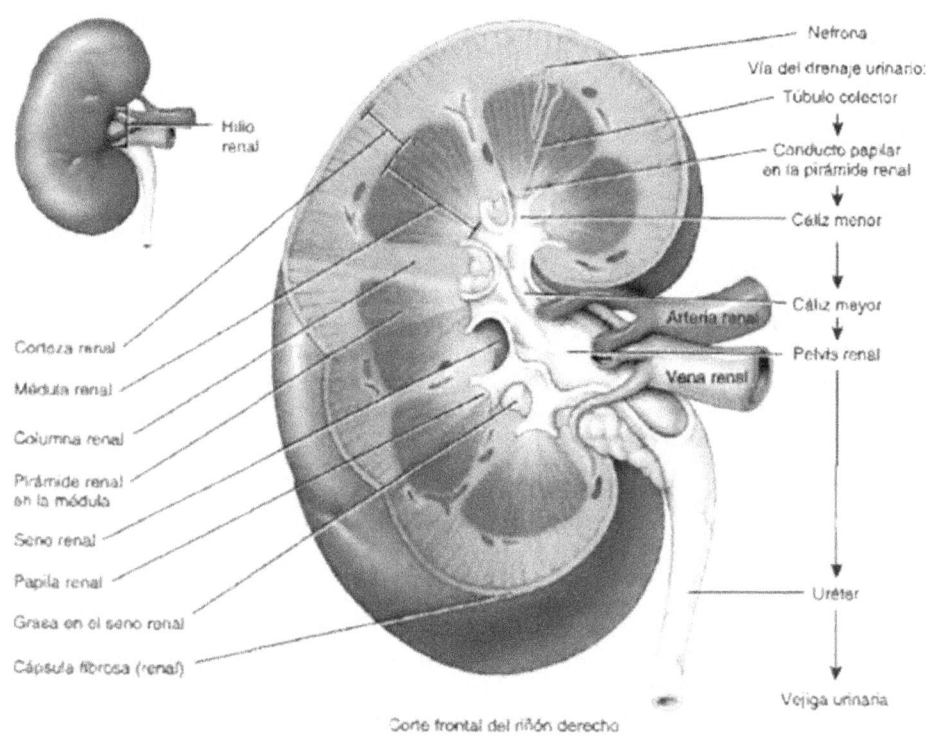

Fuente: *Anatomía humana general. Riñones - Sistema urinario. [Internet] 2014 [citado 10 Jun 2017]. Disponible en: http://www.anatolandia.com/2014/02/rinones-sistema-urinario.html*

EDITOR: *Diego Molina Ruiz*

ANEXO 5. FIGURA 5.

Figura 5: La vejiga y sus estructuras. Trígono vesical.

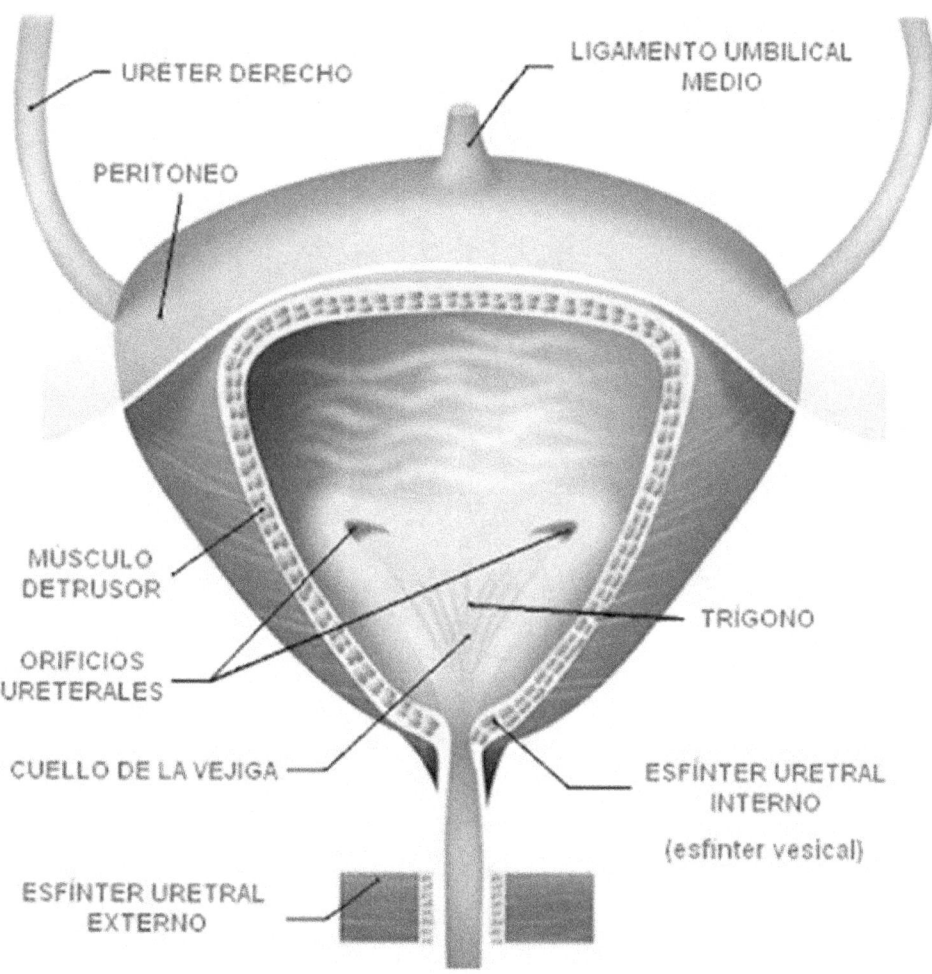

Fuente: Ciencias biológicas y educación para la salud. Anatomía y fisiología del sistema renal [Internet]. [Citado 16 mayo 2017]. Disponible en:
http://hnncbiol.blogspot.com.es/2008/01/anatomia-y-fisiologia-del-sistema_21.html

EDITOR: *Diego Molina Ruiz*

ANEXO 6. FIGURA 6.

Figura 6: Cartílagos de la laringe.

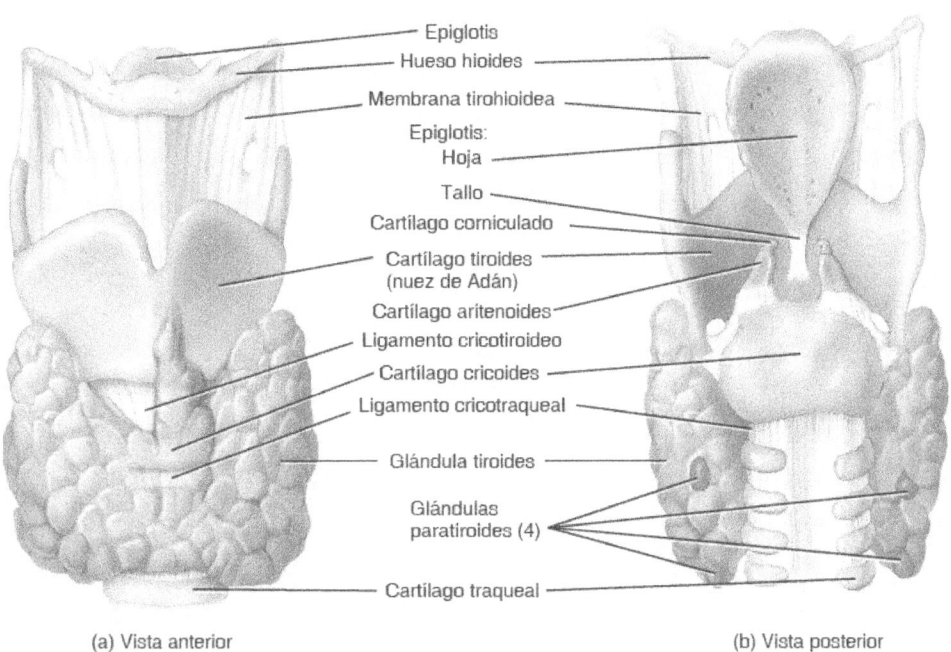

(a) Vista anterior

(b) Vista posterior

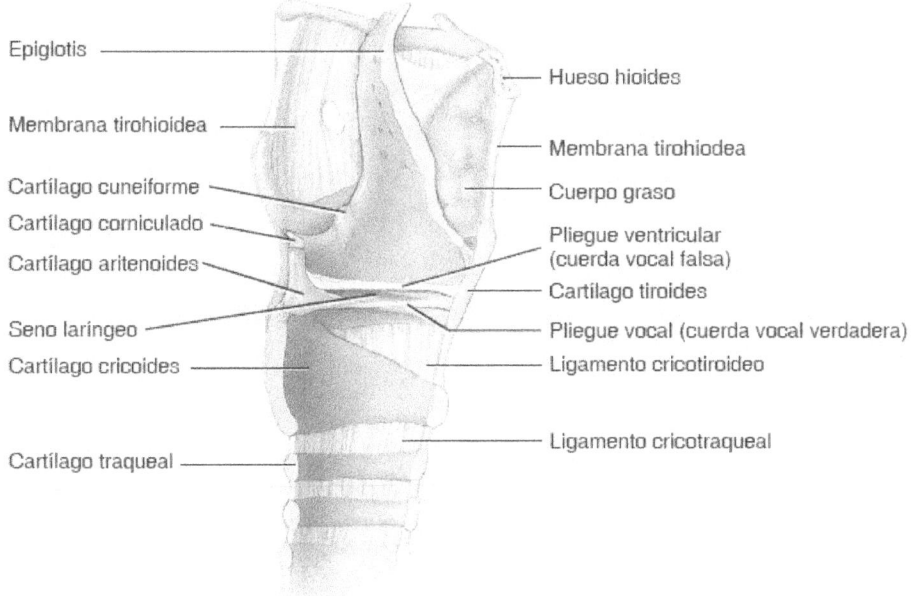

(c) Corte sagital

Fuente: Tortora GJ, Derrickson B. Principios de Anatomía y Fisiología. 13ª ed. México: Ed. Médica Panamericana; 2013.

ANEXO 7. FIGURA 7.

Figura 7: La tráquea.

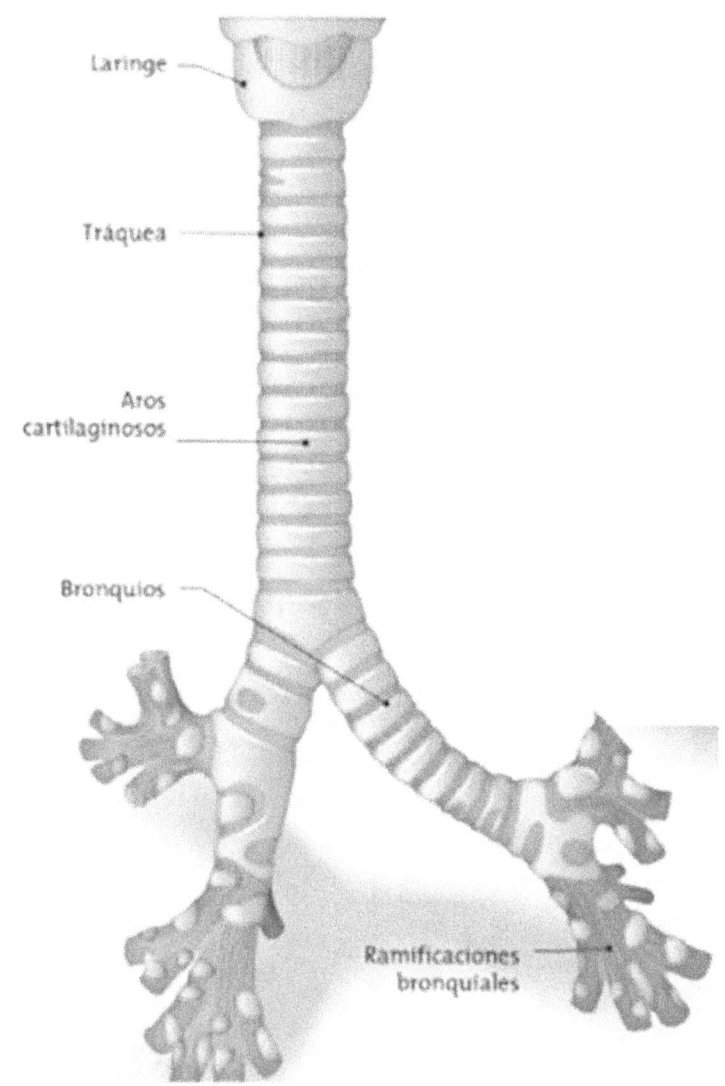

Fuente: Terapia respiratoria. Anatomía del aparato respiratorio. [Internet]. [Consultado 16 mayo 2017]. Disponible en: http://nataliapenagosterapiarespiratoria.blogspot.com.es/p/blog-page.html

EDITOR: *Diego Molina Ruiz*

ANEXO 8. FIGURA 8.

Figura 8: Partes de la cánula de traqueostomía.

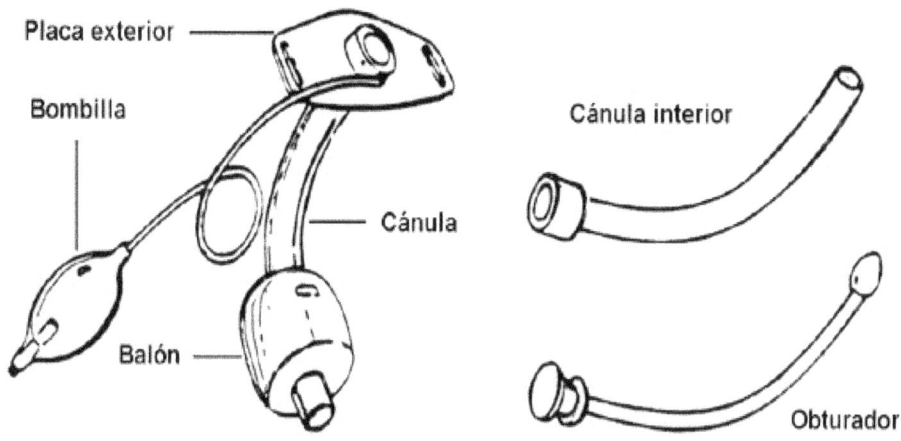

Fuente: Tracheostomy. Tipos de tubos para traqueostoma. [Internet]. [Consultado 17 mayo 2017]. Disponible en: http://www.tracheostomy.com/spanish/types.htm

EDITOR: *Diego Molina Ruiz*

ANEXO 9. FIGURA 9.

Figura 9: Sonda de gastrostomía.

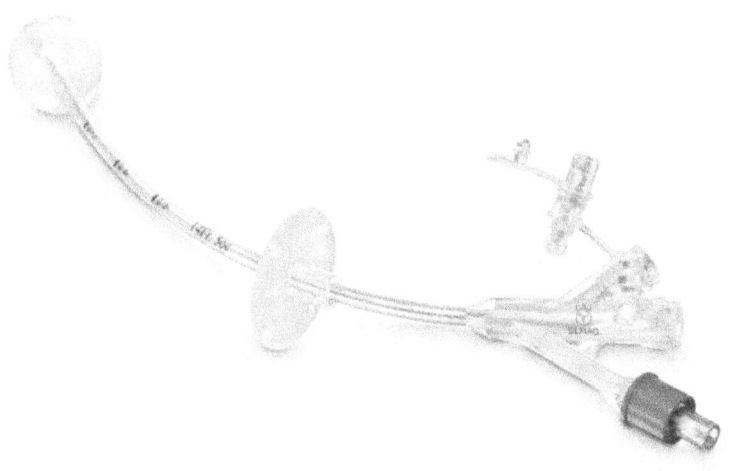

Fuente: Sonda de gastrostomía con balón. [Internet]. Argentina. [Consultado 19 mayo de 2017]. Disponible en: http://silmag.com.ar/new/productos/sonda-para-gastrostomia-con-balon-2/

EDITOR: *Diego Molina Ruiz*

ANEXO 10. TABLA 1.

Tabla 1: Recomendaciones sobre alimentos para ileostomizados.

Alimentos que se digieren de forma incompleta.	Aceitunas, apio, champiñón, maíz, guisantes, espinacas, lechuga, repollo, zanahorias, pepino, nueces, avellanas, piña.
Alimentos recomendados en estreñimiento.	Verduras, ensaladas, frutas, zumos, pan y cereales integrales.
Alimentos recomendados en diarrea.	Pasta, arroz, zanahoria cocida, pescado o pollo a la plancha, zumo de limón, plátano, manzana, pan blanco.
Alimentos flatulentos.	Bebidas carbonatadas, legumbres, espárragos, verduras como la coliflor, brócoli, coles de Bruselas…
Alimentos que aumentan el mal olor de las heces.	Ajo, cebolla, col, legumbres, espárragos, huevos, pescado azul.
Alimentos que disminuyen el mal olor de las heces.	Mantequilla, yogurt, cuajada, queso fresco, perejil, cítricos.

Fuente: Elaboración propia.

EDITOR: *Diego Molina Ruiz*

ANEXO 11. TABLA 2

Tabla 2: Dispositivos colectores.

	Diferentes opciones	Urostomías	Colostomías	Ileostomías
Tipo de evacuación	Abierta Cerrada	Abierta con válvula de salida integrada	Cerradas	Abiertas con pinzas. Cerrada de dos piezas.
Tipo de sujeción	Una pieza Dos piezas	Se utilizan indistintamente según las necesidades o preferencias del paciente.	Se utilizan indistintamente según las necesidades o preferencias del paciente.	Se utilizan indistintamente según las necesidades o preferencias del paciente.
Tamaño	Mediano Pequeño	A demanda	A demanda	A demanda
Color/ apariencia	Transparente Opaco	A demanda	A demanda	A demanda
Forma placa adhesiva	Plana Convexa	Según características del estoma	Según características del estoma	Según características del estoma
Orificio de la placa adhesiva.	Precortada Para recortar	Según necesidades/ preferencias del paciente	Según necesidades/ preferencias del paciente	Según necesidades/ preferencias del paciente

Fuente: elaboración propia

EDITOR: *Diego Molina Ruiz*

SOBRE EL EDITOR

DIEGO MOLINA RUIZ, Puertollano (Ciudad Real), 15 de Febrero de 1959.

Formación académica

Licenciado en Enfermería. Universidad Hogeschool Zeeland (Holanda) 2002. Especialista en Enfermería Médico-Quirúrgica. Master en Ciencias de la Enfermería. Universidad de Huelva. Diploma de Estudios Avanzados en Medicina Preventiva y Salud Pública, Universidad de Huelva.

Lugar de trabajo

Enfermero Comunitario UGC Gibraleón del Distrito Sanitario Huelva Costa Condado Campiña.

Profesor asociado Departamento de Enfermería, Universidad de Huelva.

Experiencia previa

Autor y Editor de editorial especializada CC SS. Enfo Ediciones, FUDEN, Madrid.

Como docente ha impartido los Módulos 6 sobre Técnicas de Resonancia Magnética y 7 sobre Técnicas de asistencia en Exploraciones Ecográficas del Curso de Formación Profesional Ocupacional "Técnico en Radiodiagnóstico" con Expediente 98/2005/J/221 y Nº 21 – 15, de la Consejería de Empleo de la Junta de Andalucía, con un total de 250 horas docentes.

Desde 2006 desarrolla labor docente como profesor asociado en la Universidad de Huelva.

Experiencia investigadora

- **Líneas de investigación:** Salud Laboral, Atención Primaria, Preanalítica, Salud Mental.

- **Participación en proyectos de investigación**
  - Investigador colaborador en el proyecto FIS 12/ 1099.
  - En la actualidad participa en un proyecto de investigación en salud FIS.

- **Participación en proyectos editoriales**

  Más de 40 artículos publicados en revistas de enfermería y biomédicas, nacionales e internacionales. Más de 65 capítulos de libros y 36 libros como autor y coordinador.

Otros méritos

Miembro del Comité de Ética Asistencial de Huelva.

EDITOR: *Diego Molina Ruiz*

SOBRE LA AUTORA

SANDRA OLIVERA DOMINGUEZ, Nerva (Huelva), 3 de Septiembre de 1993.

Formación académica.

Graduada Universitaria en Enfermería. Universidad de Huelva 2016.

Experto Universitario en Actuación de enfermería en Urgencias y Emergencias. Universidad a distancia de Madrid.

Experiencia previa.

Monitora en Cruz Roja en el proyecto dirigido a la prevención de las Infecciones de Transmisión Sexual (No te la juegues).

Otras actividades

Coautora de los libros de la serie "Notas sobre las 14 Necesidades de Virginia Henderson".

TÍTULOS DE LA COLECCIÓN

Notas sobre el cuidado de heridas (15 Guías)

EDITOR: *Diego Molina Ruiz*

Nota del Editor:

Para poder atender cualquier consulta relacionada con el presente libro o bien con la colección a la que pertenece, quedo en todo momento a disposición de todos los lectores en la siguiente dirección de correo electrónico:

molina.moreno.editores@gmail.com

Edición impresa en papel y ebook disponible en:

www.amazon.com y www.amazon.es

EDITOR: *Diego Molina Ruiz*

Copyright © 2017 Diego Molina Ruiz

Edita: Molina Moreno Editores molina.moreno.editores@gmail.com

Diseño de portada: Diego Molina Ruiz

Título de la Obra: Guía de Cuidados a Ostomizados

Guía número 8

Serie: Notas sobre el cuidado de Heridas

Primera edición: 06/06/2017

Tapa blanda, número de páginas: 115

Autoría:

Autora: Sandra Olivera Domínguez

Diego Molina Ruiz Ed.

All rights reserved / Todos los derechos reservados

ISBN-10: 1548047732
ISBN-13: 978-1548047733

Edición impresa en papel y ebook disponible en:
www.amazon.com y www.amazon.es

Todos los derechos reservados. Este libro o cualquiera de sus partes no podrán ser reproducidos ni archivados en sistemas recuperables, ni transmitidos en ninguna forma o por ningún medio, ya sean mecánicos o electrónicos, fotocopiadoras, grabaciones o cualquier otro sin el permiso previo de los titulares del Copyright. Las imágenes han sido cedidas por los autores y se prohíbe la reproducción total o parcial de las mismas.

www.ingramcontent.com/pod-product-compliance
Lightning Source LLC
Chambersburg PA
CBHW081135170526
45165CB00008B/2686